dr. ulrich
strunz

meine besten fitness rezepte

Impressum

Originalausgabe

Der Wilhelm Heyne Verlag ist ein Verlag der Verlagsgruppe Random House GmbH
www.heyne.de

Redaktion: Christoph Taschner
Bildredaktion: Gabriele Feld
Layout: Katharina Schweissguth, München
Coverdesign und Artwork: Martina Eisele, Grafik-Design, München
unter Verwendung eines Fotos von L. Lenz/jump
Satz und Lithos: Buch-Werkstatt GmbH, Bad Aibling
Druck und Verarbeitung: OAN, Zwenkau

Printed in Germany

Gedruckt auf chlor- und säurefreiem Papier

ISBN 3-453-66013-7

dr. ulrich
strunz

meine besten fitness rezepte

+++ schlank werden und schlank bleiben +++

+++ mehr leisten im beruf und im sport +++

+++ gesund bleiben und länger leben +++

HEYNE

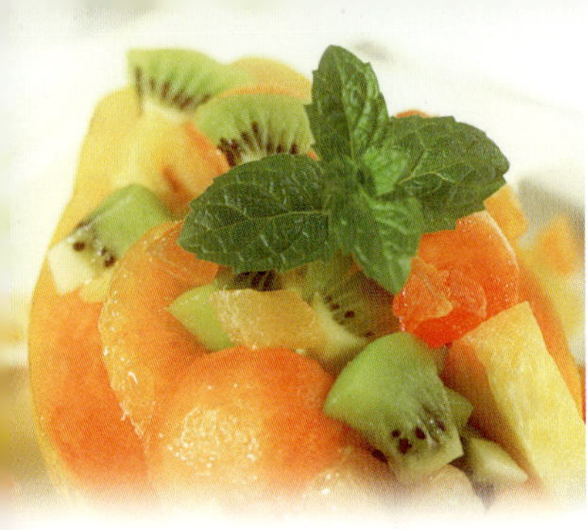

8 Vorwort

Frühstück & Brotaufstriche

11 Meine besten Fit-in-den-Tag-Tipps
13 Forever-young-Obstsalat
15 Sommerfrüchte mit Tofucreme
16 Apfel-Trauben-Salat
17 Mango mit Kokosjogurt
18 Beeren-Orangen-Quark
19 Birnen-Flocken-Müsli
20 Hafer-Porridge mit Nektarinen
21 Roh gerührte Himbeer-marmelade
22 Pflaumenmus
23 Gemüsequark-Aufstrich
23 Selleriequark
24 Feigen mit Roquefortquark
25 Tomaten-Basilikum-Brötchen
26 Gurkenbrot mit Sesam
27 Apfel-Schinken-Toast
28 Gurken-Pumpernickel mit Shrimps
30 Erdbeerbrot
31 Omelett mit Lachs

Snacks, Dips & Vorspeisen

33 Meine besten Schnell-im-Biss-Tipps
35 Gemüsestreifen mit Dip
36 Zitronen-Oliven-Dip
37 Gurken-Meerrettich-Dip
37 Feta-Kräuter-Dip
38 Scharfer Paprikadip
38 Sambal-Erdnussdip
39 Radieschensalat
40 Gefüllte Tomaten mit Olivenkäse
42 Gurken-Lachs-Päckchen
43 Thunfisch-Obatzter mit Staudensellerie
44 Himbeerjogurt
44 Frisches Apfelmus
45 Fruchtspieße mit Limetten-jogurt
46 Austern auf Friséesalat
47 Mariniertes Steinbeißerfilet
48 Grünes Gemüse mit Thunfischsauce
49 Hosomaki-Sushi mit Tofu
50 Asiatische Putenröllchen
51 Lammhackbällchen mit Minzejogurt

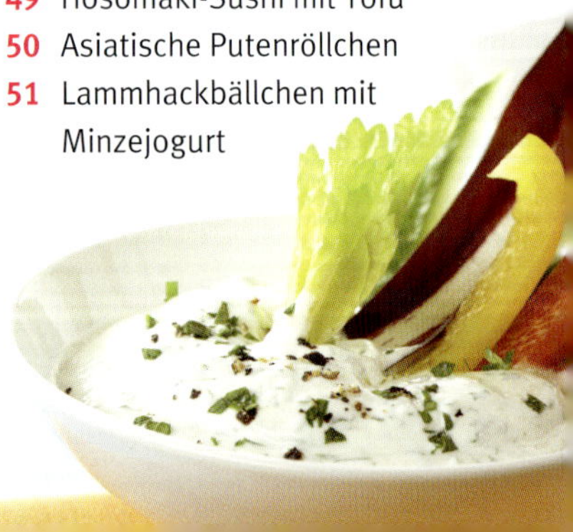

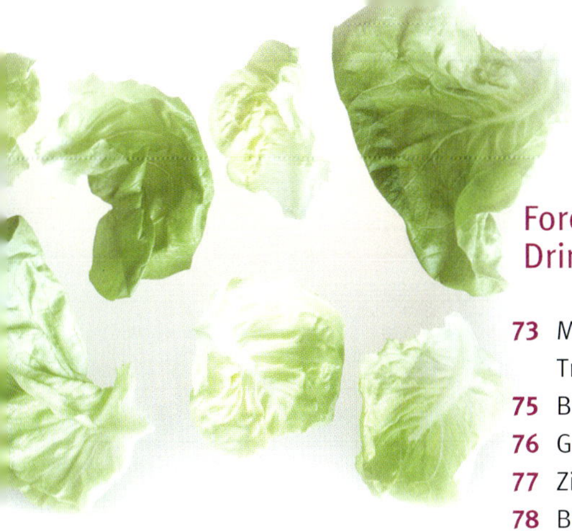

Inhalt

Salate & Suppen

53 Meine besten Heiß & kalt-Tipps
55 Vitalstoffsalat
56 Fatburner-Vinaigrette
57 Feldsalat mit Apfel und Kernen
58 Romanasalat mit Erdbeeren
59 Ratatouille-Salat mit Mozzarella
60 Linsensalat mit Aprikosen
61 Kichererbsensalat
62 Salat aus Meeresfrüchten
63 Hühnersuppe mit Gemüsestreifen
64 Powersoup
65 Calalou – Grüne Suppe
66 Chili-Tomatensuppe mit Cashewkernen
67 Kräuter-Pilz-Suppe mit Tofu
68 Rote Paprikacremesuppe
69 Kalte Fischsuppe mit Orangen
70 Selleriecremesuppe mit Gremolata

Forever-young-Drinks

73 Meine besten Trink-dich-fit-Tipps
75 Beeren-Smoothie
76 Gurken-Kräuter-Shake
77 Zitrus-Energydrink
78 Birnen-Sanddorn-Mix
79 Erdbeer-Buttermilch-Shake
80 Nektarinen-Melisse-Molke
81 Blaubeer-Soja-Shake
82 Mango-Lassi
83 Limetten-Kefir
84 Feigen-Mandel-Milch
85 Tomatendrink
86 Gemüsecocktail
87 Kohlrabi-Apfel-Mix

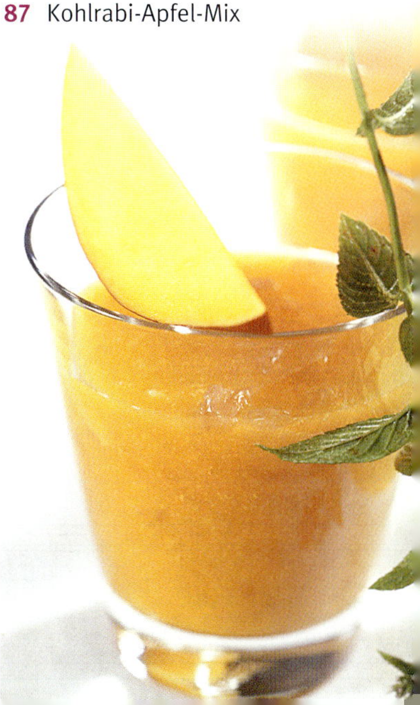

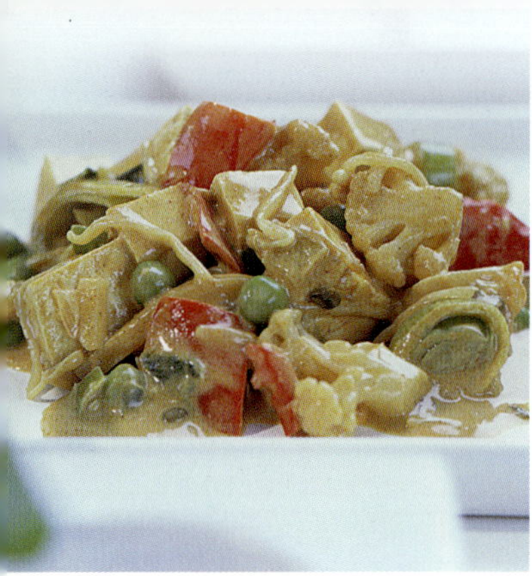

Vegetarisches

89 Meine besten Obst & Gemüse-Tipps
91 Sesamtofu auf Wokgemüse
92 Frische Gemüse-Wraps
93 Gedämpftes Gemüse mit Mandelquark
94 Kräuter-Quark-Knödel auf Tomatengemüse
95 Gemüse-Nudel-Pfanne
96 Safran-Farfalle mit Brokkoli
97 Spagetti mit Gemüsesugo
98 Spargel-Fusilli mit Zitronensauce
99 Shiitake-Gratin mit Zuckerschoten
100 Gefüllte Mangold-Tomate
101 Bohnensuppe mit Pesto
102 Paprikaeintopf mit Kichererbsen
103 Linsen-Dal
104 Chili-Bohnengemüse
105 Hirse mit Gemüse
106 Curry-Bulgur mit Brokkoli
107 Grüner Spargel-Risotto

Fisch & Meeresfrüchte

109 Meine besten Fit-mit-Fisch-Tipps
111 Dorade nach chinesischer Art
112 Seelachs-Gurken-Eintopf
113 Kabeljau-Bouillabaisse mit Fenchel
114 Matjesfilet mit Apfelsalsa
115 Sashimi mit Schnittlauchsauce
116 Gegrillter Thunfisch mit Sesam
117 Fischspieße mit Kräuterjogurt
118 Lachs auf Frühlingsgemüse
119 Seezungenröllchen mit Spinat
120 Gedämpfte Forelle mit Brokkoli
121 Calamari-Curry
122 Hummer provenzalisch
123 Makrele aus dem Ofen
124 Rotbarschfilet aus der Folie
125 Heilbutt mit Gemüse

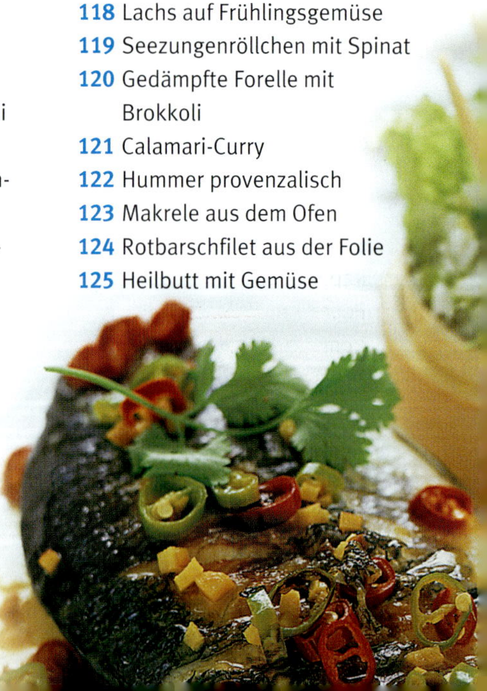

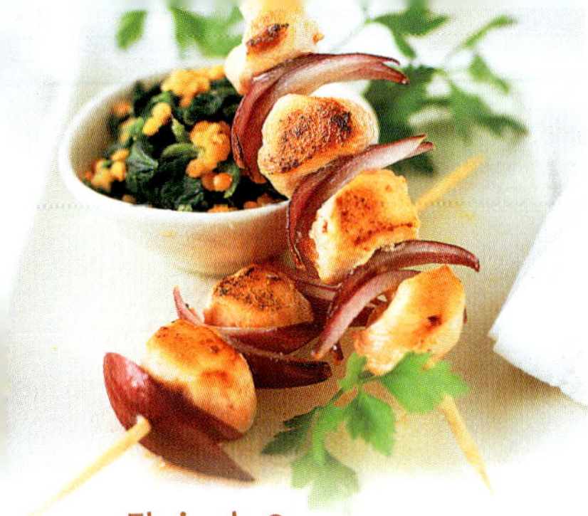

Inhalt

Fleisch & Geflügel

127 Meine besten Fit-mit-Fleisch-Tipps
129 Kaninchenspieße mit Spinat-Linsen
130 Brokkoli-Hähnchen-Wok
131 Putengeschnetzeltes mit Pilzen
132 Hähnchenbrust auf mediterranen Bohnen
133 Buntes Paprikaschnitzel
134 Grünes Hähnchen-Curry
135 Geflügelfrikadellen mit Kohlrabigemüse
136 Kaninchenragout mit Champignons
137 Saltimbocca in Zitronen-Kapern-Sauce
138 Pochiertes Kalbsfilet mit Romanesco
139 Hackpfanne mit Chinakohl
140 Lamm-Souflaki mit Bulgursalat
141 Lammfilet mit grünen Bohnen
142 Hirschmedaillons in Wacholdersauce
143 Rehfilet mit Preiselbeeren

Desserts

145 Meine besten Naschtipps
147 Feigen mit Honigjogurt
148 Erdbeer-Kiwi-Carpaccio
149 Nektarinen mit Mandelschaum
150 Zitronenricotta mit Himbeeren
151 Kakaocreme mit Aprikosen
152 Mango-Limetten-Creme
153 Nussiger Traubensalat
154 Vanilleeis
155 Erdbeer-Jogurt-Eis
156 Apfelgrütze mit Korinthen
157 Kompott aus Trockenfrüchten
158 Pochierte Birne mit Preiselbeeren
159 Gebratene Orangen-Banane

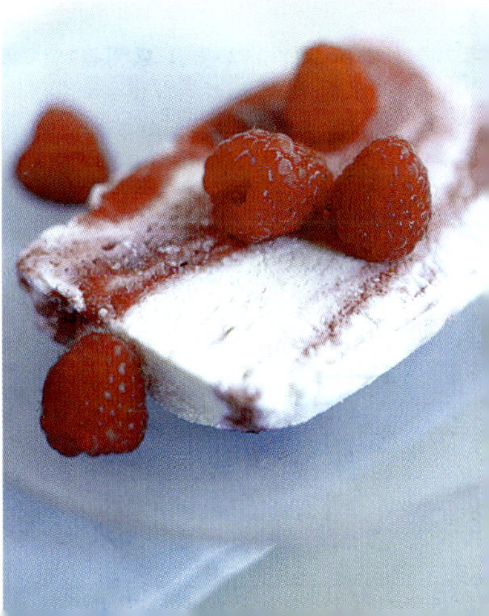

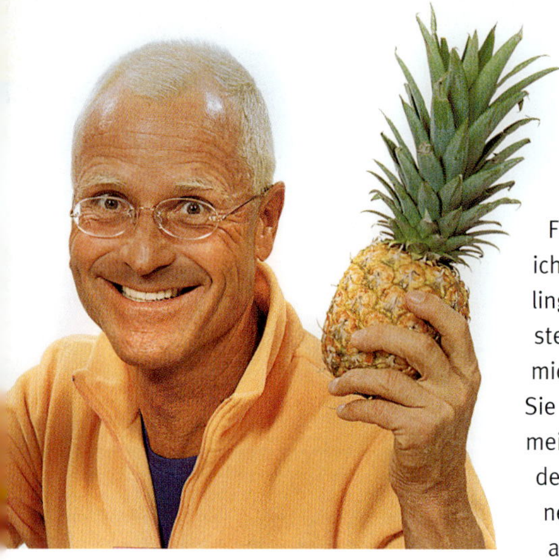

Ein Vorwort

Für dieses Büchlein habe ich Ihnen alle meine Lieblingsrezepte zusammengestellt. All die Rezepte, die mich fit halten und auch Sie fit machen. Wenn Sie meine Bücher haben, werden Sie einige schon kennen, wie die Powersoup auf Seite 64 – ein wunderbar probates Mittel der Natur, schnell abzunehmen. Ab Seite 75 finden Sie meine liebsten Rezepte in Form von Fitnessdrinks. Eiweiß, Obst und Gemüse ist nämlich alles, was der Körper braucht. Machen Sie ruhig mal eine Fitnessdrink-Woche – und spüren Sie, wie gut das tut.

Sie wollen für **Körper, Geist, Seele und Gaumen** etwas tun – na dann essen Sie sich doch durch die Frühstücksideen ab Seite 13. Greifen Sie zu bei den Snacks & Vorspeisen ab Seite 35. Genießen Sie das evolutionäre Küchen-Chaos-Prinzip namens Salat oder Suppe ab Seite 55. Machen Sie 70 Billionen Körperzellen glücklich mit den Forever-young-Drinks ab Seite 75. Tanken Sie die Kraft von Gemüse und Obst auf den Vegetarierseiten ab Seite 91. Und gönnen Sie sich einen herrlichen Sonntagsbraten. Rezepte mit Wild, Geflügel & Co finden Sie ab Seite 129. Die intelligenteste Form des Eiweiß namens Fisch gönnen Sie sich ab Seite 111. Und ab Seite 147 können Sie schwelgen in herrlich süßen Genüssen.

Die Fitnessgarantie Natürlich haben all diese Rezepte eines gemeinsam: Sie sind gesund, halten schlank, bringen Ihre geistige und körperliche Leistungsfähigkeit auf Trab. Sie fühlen sich nie müde, nie voll, nie ohne Energie. Im Gegenteil: Ihnen wachsen Flügel.

Kohlenhydrate – die richtigen Kohlenhydrate braucht der Körper zwar nicht, aber Sie müssen sie deshalb nicht meiden. Die richtigen Kohlenhydrate machen satt, liefern Ballaststoffe und sorgen für Genuss. Sie müssen sie nur clever auswählen. Nach dem GLYX. Alle Rezepte haben einen niedrigen glykämischen Index (GLYX). Das garantiert: kein hoher Blutzucker, keine starke Insulinausschüttung. Fett abbauende Enzyme können arbeiten, Heißhunger kommt nicht auf.

Eiweiß satt Sie brauchen 1,5 bis 2 Gramm Eiweiß pro Kilogramm Körpergewicht. Damit Organe funktionieren, Muskeln wachsen, das Immunsystem aktiv ist – und Sie einen wachen Geist und gute Laune haben. Darum liefern unsere Rezepte genug von diesem wichtigen Baustein des Lebens. In Form von Hülsenfrüchten, Gemüse, Quark, Käse, Eier, Wild, Fisch, Geflügel ... lecker zubereitet.

Wertvolle Fettsäuren Tierische Fette verstopfen die Adern. Pflanzen- und Fischfette putzen sie frei. Die brauchen Sie dringend, wie die Vitamine. Die Fitnessküche kocht mit Oliven-, Raps-, Nuss- und Leinöl. Verwöhnt Ihren Körper mit Nüssen und Samen – und Fisch. Von morgens bis abends. Das hält jede Körperzelle jung, schützt Sie vor Herzinfarkt und Krebs.

Alle Mikronährstoffe Die Fitnessküche tischt Natur auf – und Abwechslung. Damit jede Ihrer Körperzellen mit all den kleinen Zauberstoffen der Jugend und Gesundheit versorgt wird. Sie heißen: Vitamine, Mineralien, Ballaststoffe, sekundäre Pflanzenstoffe. Und schmecken nach Sesamtofu, Safran-Farfalle, Linsen-Dal, Asien-Dorade, Lamm-Souflaki ...

Jede Menge Tipps Vom Frühstück bis zum Dessert begleiten Sie meine wichtigsten Fitnesstipps.

Viel Spaß & guten Appetit wünscht Ihnen 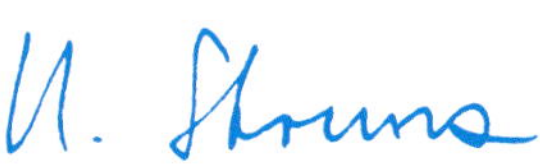

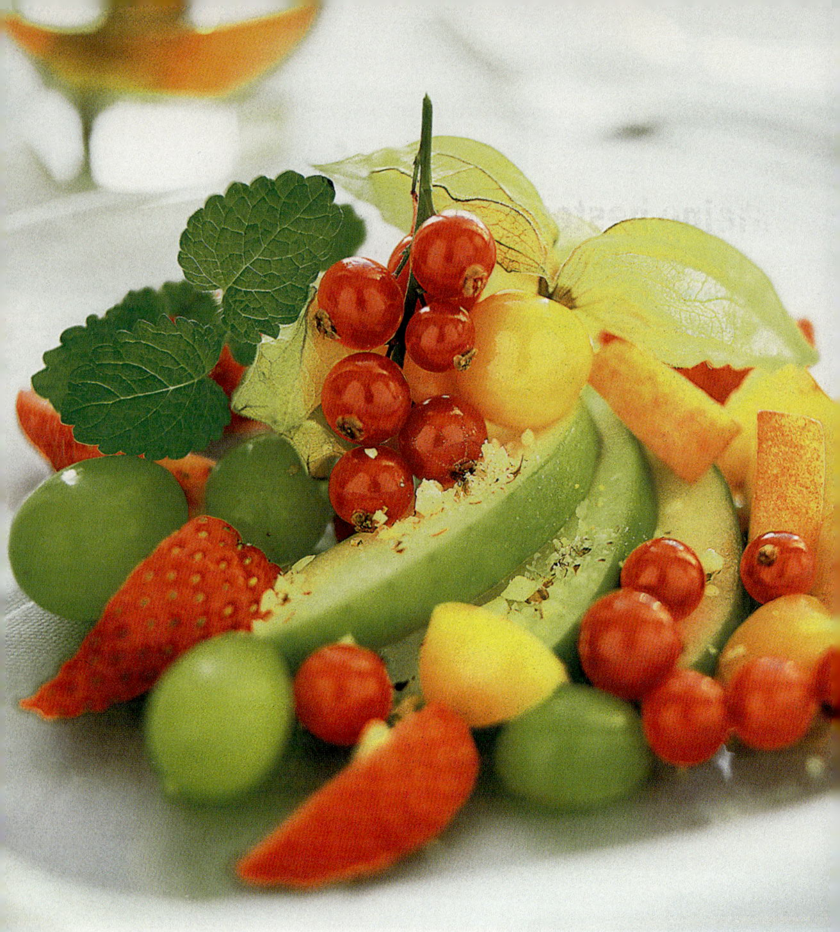

Frühstück & Brotaufstriche

Die meisten Menschen drehen erst abends in der Küche auf und begnügen sich morgens mit langweiligen Standards: Marmeladenbrot, Cornflakes & Co. Wie schade. Wer bereits nach dem Aufstehen genießt, startet mit guter Laune in den Tag. Staunen Sie, wie leicht das geht.

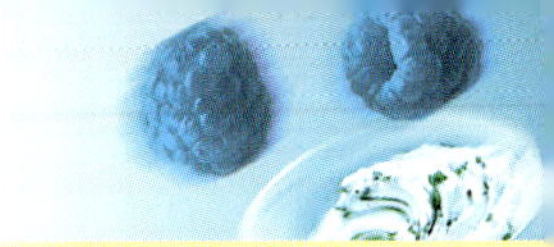

Meine besten Fit-in-den-Tag-Tipps

Morgenwasser Morgens trinken Sie noch im Bett auf nüchternen Magen ein großes Glas stilles Wasser. Zehn Minuten später holt Sie der gastrocholische Reflex aus dem Bett – Sie müssen. Dringend. Wasser sollte Sie auch sonst den ganzen Tag begleiten. Drei Liter.

Nüchternlauf Wer morgens ohne Frühstück in den Wald läuft, zwingt den Körper, gleich Fett zu verbrennen. Weil nur wenig vom schnell verfügbaren Zucker im Blut kreist. Es spricht noch mehr dafür, den Tag in leichtem Trab zu beginnen: Die morgendliche Sauerstoffdusche hilft in wenigen Minuten die Probleme vom Vortag zu lösen – und mit hellwachem Verstand den Tag, der vor einem liegt, gleich mit zu planen.

Nüchternlauf-Ausnahme Ganz Clevere trinken vor dem Laufen noch einen Eiweißshake. Da freuen sich die Muskeln, das Immunsystem, die Laune.

Idealstart: GLYX-niedrig Wenn Sie den Tag GLYX-hoch starten, also mit einem Marmeladenbrot oder einem Schokocroissant, schicken Sie Ihren Blutzuckerspiegel schon morgens in die Achterbahn. Viel Zucker im Blut lockt das Fettspeicher- und Heißhungerhormon Insulin. Von morgens bis abends. Das tun Sie mit unseren Frühstücksideen nicht. Auch nicht mit den Fitnessshakes ab Seite 75.

Welches Brot? Manches Brot ist schlimmer als Zucker. Weißbrot, Knäckebrot und Mischbrot haben einen hohen GLYX. Wählen Sie Vollkorn. Brot aus Vollkornschrot oder Kleiebrot hat einen niedrigeren GLYX als Brot aus Vollkornmehl. Auch geeignet: Pumpernickel, Sojabrot, Roggen-Sauerteigbrot, Dinkel-Grünkern-Brot.

Fisch zum Frühstück Mögen Sie nicht? Verständlich. Sie sind ja kein Japaner. Für Japaner ist Fisch am Morgen eine Selbstverständlichkeit. Fisch liefert das intelligenteste Eiweiß der Natur, und morgens nutzt der Körper den Schatz an Aminosäuren am besten aus. Der Stoffwechsel ist am aktivsten. Einfach mal austesten mit dem Lachsomelett auf Seite 31!

Frühstücksfruganer Manche Menschen fühlen sich am wohlsten, wenn sie nur mit Früchten in den Tag starten. Denn Früchte erfrischen, halten länger satt und belasten den Stoffwechsel nicht. Ideal: Shaken Sie sich 30 Minuten vor dem Forever-young-Obstsalat (nächste Seite) einen Eiweißdrink. Das garantiert Ihnen eine dicke Portion vom Chefhormon Serotonin, das glücklich macht und Überblick verschafft – für den ganzen Tag.

Essen Sie sich wach Für Morgenmuffel hält die Natur ein Aufputschmittel bereit: Tyrosin. Das Weckamin kann Ihr Körper selbst bilden, aus der Aminosäure Phenylalanin. Tyrosin steigert die Konzentration, die Leistungsfähigkeit, hemmt den Appetit – und macht hellwach. Gute Frühstücksquellen: Käse, Fisch, Nüsse, Ei oder ein Eiweißdrink.

Hausmachermüsli Mixen Sie Ihr Müsli lieber selbst. Fertigmüslis enthalten viel Zucker und Fett. Natürlich light: Getreideflocken, frisches Obst, Nüsse, vermischt mit einem mageren Milchprodukt. Probieren mit Birnen-Flocken-Müsli auf Seite 19!

Butter oder Margarine oder … Butter kommt aus dem Euter der Natur. Margarine aus den Töpfen der Industrie – oft gewürzt mit gefährlichen gehärteten Fetten. Wählen Sie Natur, ganz dünn. Oder probieren Sie gleich unsere köstlichen Aufstrichideen: z. B. Sellerie- oder Gemüsequark.

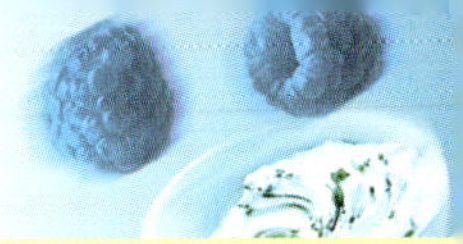

Forever-young-Obstsalat

Vitaminreich, leicht

1 Die Orange gründlich schälen, in Spalten teilen und diese klein schneiden. Apfel oder Birne waschen, ungeschält vierteln und in Stückchen schneiden. Kiwi schälen, halbieren und in Scheiben teilen. Beeren vorsichtig waschen, trockentupfen und verlesen. Erdbeeren halbieren. Weintrauben waschen und ebenfalls halbieren.

2 In einer großen Schüssel den Zitronensaft mit der Frutilose verrühren. Die vorbereiteten Früchte vorsichtig darin wenden.

3 Die Nüsse in einer trockenen Pfanne ohne Fett leicht anrösten und auf den Obstsalat streuen.

Zutaten

für 1 Portion

1 kleine Orange
1 kleiner Apfel oder kleine Birne
1 kleine Kiwi
100 g Beeren (z. B. Erdbeeren, Himbeeren, Johannisbeeren)
50 g Weintrauben
2 EL Zitronensaft
1 TL Frutilose (flüssige Obstsüße, aus dem Reformhaus)
2 TL gehackte Hasel- oder Walnüsse

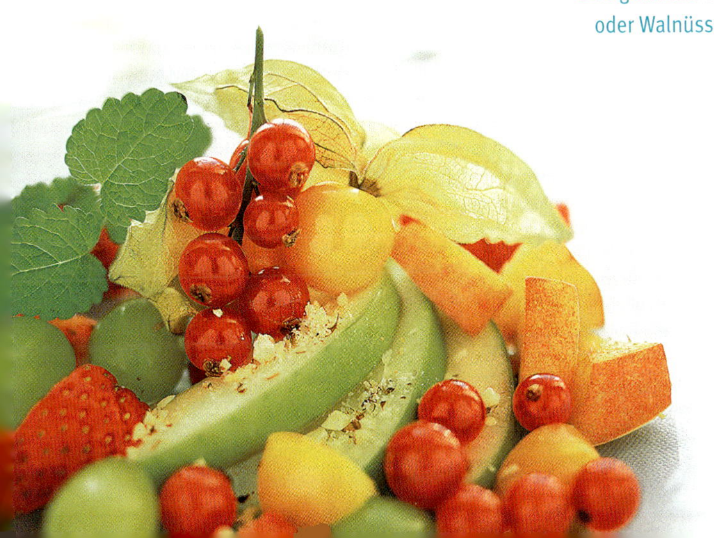

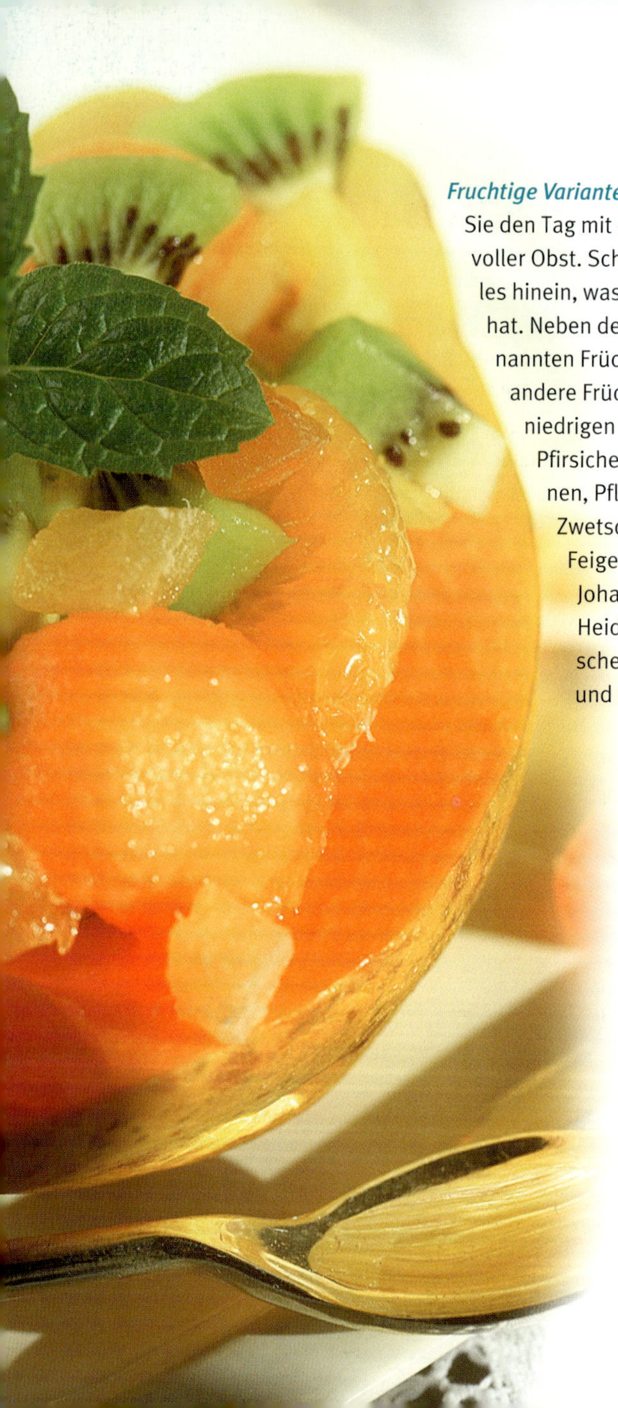

Fruchtige Varianten: Beginnen Sie den Tag mit einer Schüssel voller Obst. Schnippeln Sie alles hinein, was gerade Saison hat. Neben den oben genannten Früchten sind auch andere Früchte mit einem niedrigen GLYX erlaubt: Pfirsiche oder Nektarinen, Pflaumen oder Zwetschgen, frische Feigen, Himbeeren, Johannisbeeren, Heidelbeeren, Kirschen, Grapefruits und Mandarinen.

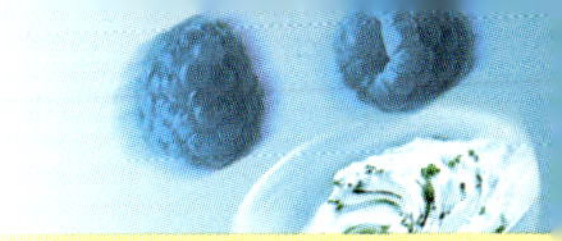

Sommerfrüchte mit Tofucreme

Leichter Fatburner-Cocktail

1. Den Pfirsich waschen, halbieren, entsteinen und in dünne Spalten schneiden. Die Himbeeren nur falls nötig kurz abbrausen, trockentupfen und verlesen.
2. Die Pfirsichspalten und Himbeeren auf einem Frühstücksteller dekorativ anrichten. Mit dem Zitronensaft beträufeln.
3. Den Tofu in eine Schüssel geben. Den Fruchtzucker oder die Frutilose und die Milch hinzufügen, alles cremig verrühren. Mit der Zitronenschale würzen. Die Tofucreme über den Früchten verteilen.

Nach Belieben noch mit etwas Zitronenmelisse garnieren.

Variante: Sie können das Obst natürlich auch mit anderen Sorten, wie Nektarinen und Brombeeren oder Aprikosen und Johannisbeeren, variieren.

Zutaten

für 1 Portion

- 1 Pfirsich
- 80 g Himbeeren
- 1 EL Zitronensaft
- 80 g Seidentofu
- 1 TL Fruchtzucker oder Frutilose (flüssige Obstsüße aus dem Reformhaus)
- 2 EL Milch
- Etwas abgeriebene Schale einer unbehandelten Zitrone
- Etwas Zitronenmelisse (nach Belieben)

Apfel-Trauben-Salat

Zutaten

für 1 Portion

2 TL Sonnenblumen-kerne
1 mittelgroßer Apfel
1 EL + 1 TL Zitronensaft
100 g grüne, möglichst kernlose Weintrauben
100 g fettarmer Naturjogurt (1,5 % Fett)
1 EL Orangensaft
1 TL Apfeldicksaft

1. Die Sonnenblumenkerne in einer Pfanne ohne Fett goldbraun rösten, vom Herd nehmen und abkühlen lassen.
2. Den Apfel vierteln, schälen und entkernen. Die Fruchtviertel quer in dünne Scheiben schneiden, in eine Schüssel geben und mit dem Esslöffel Zitronensaft beträufeln. Die Weintrauben waschen, von den Zweigen zupfen, halbieren, eventuell entkernen und unter die Apfelstücke mischen.
3. Den Jogurt mit dem Orangensaft und dem übrigen Zitronensaft sowie dem Apfeldicksaft verrühren, über dem Obstsalat verteilen. Mit den Sonnenblumenkernen bestreuen.

Variante: Auch prima – die Kombi von Birne und blauen Weintrauben.

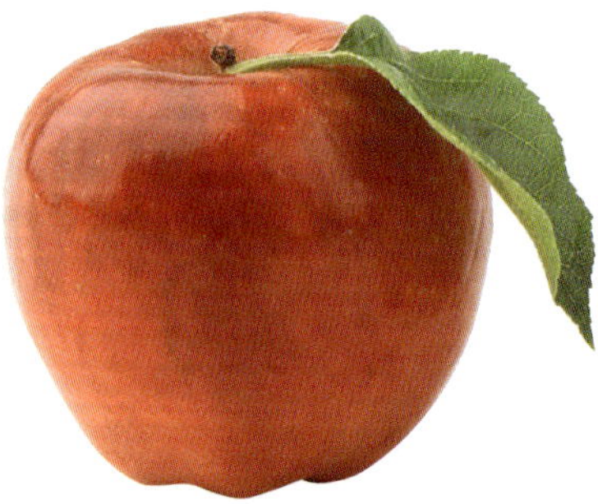

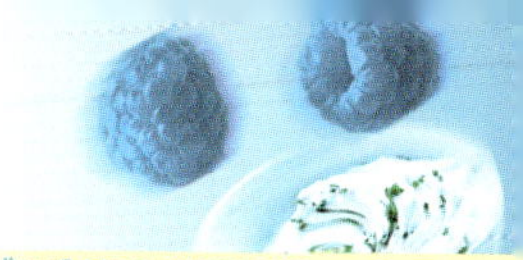

Mango mit Kokosjogurt

Exotenpower am Morgen

1 Die Haferflocken in einer trockenen Pfanne ohne Fett leicht anrösten, dann abkühlen lassen.
2 Die Mango schälen, das Fruchtfleisch in Spalten vom Stein schneiden und auf einem Teller anrichten. Den Limettensaft darüber träufeln.
3 Den Jogurt mit dem Fruchtzucker und der Kokosmilch gründlich verrühren. Über die Mangospalten gießen. Mit den gerösteten Haferflocken bestreuen.

Exotische Variante: Statt der Mango harmoniert auch eine Papaya sehr gut mit dem Kokosjogurt.

Zutaten

für 1 Portion

1 EL kernige Vollkorn-Haferflocken
1 kleine reife Mango (etwa 300 g)
1 EL Limettensaft
100 g Magermilch-Naturjogurt
1 TL Fruchtzucker
4 EL ungesüßte Kokosmilch (aus der Dose)

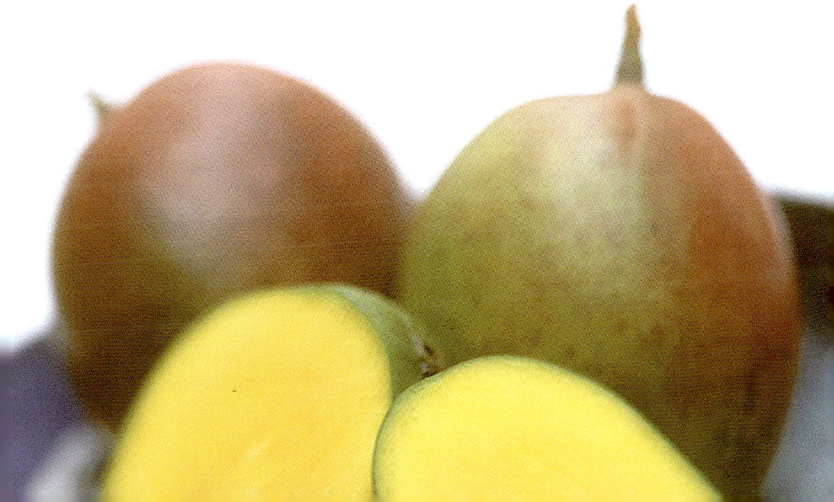

Beeren-Orangen-Quark

Süße Erfrischung

Zutaten
für 1 Portion

200 g Magerquark (0,2 % Fett)
2 TL frisch gepresster Orangensaft
Etwas abgeriebene Schale einer unbehandelten Orange
1 TL Akazienhonig
125 g gemischte frische oder tiefgekühlte Beeren (z. B. Brombeeren, Johannisbeeren und Himbeeren)
1 Zweig Minze

1 Den Quark mit dem Orangensaft, der abgeriebenen Orangenschale und dem Honig glatt verrühren. Das Ganze in eine Schale geben.

2 Die frischen Beeren nur wenn nötig waschen und verlesen, gefrorene Beeren antauen lassen. Beeren auf dem Quark verteilen. Die Minzeblätter abzupfen, grob hacken und obendrauf streuen. Sofort servieren.

Variante: Statt mit Orange den Quark zur Abwechslung mit Zitronensaft und -schale aromatisieren. Sehr erfrischend!

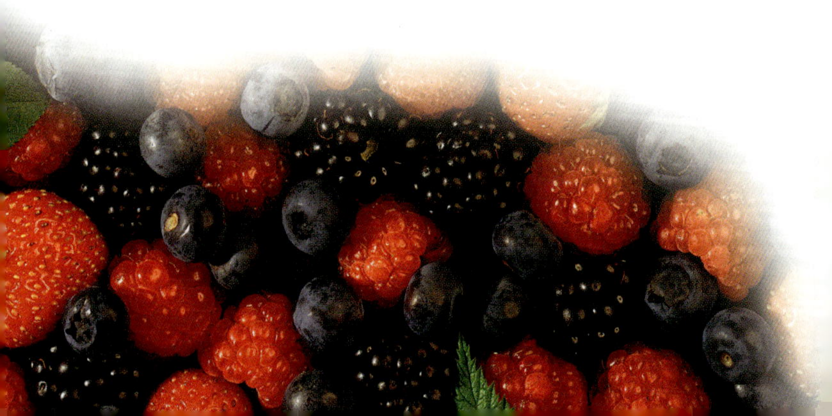

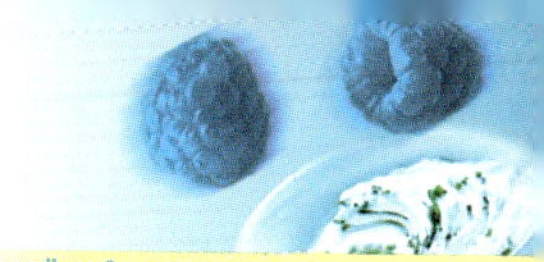

Birnen-Flocken-Müsli

Kerniger Genuss

1 Die Haferflocken, Nüsse, Korinthen und Milch in einer Müslischale vermischen.

2 Die Birne waschen, mit der Schale achteln und entkernen. Einige Spalten schneiden. Die übrigen Achtel in dünne Scheibchen schneiden. Sofort mit dem Zitronensaft beträufeln.

3 Die Birnenstückchen mit dem Jogurt, Birnendicksaft und Zimt vermischen. Das Ganze auf der Flockenmischung verteilen und mit den Birnenspalten belegen.

Variante: Ein Müsli, das rund ums Jahr schmeckt. Statt der Birne zur Abwechslung einen Apfel nehmen und grob raspeln. Zur Sommerzeit können Sie es mit beliebigen frischen Beeren und Dörraprikosen variieren.

Tipp: Wer regelmäßig Müsli isst, für den lohnt sich die Anschaffung einer kleinen Flockenmühle. Sie quetscht im Handumdrehen ganze Getreidekörner – supergesund!

Zutaten

für 1 Portion

3 EL Vollkorn-Haferflocken
1 TL gehackte Haselnüsse
1 TL Korinthen
3 EL fettarme Milch
1 Birne (etwa 200 g)
2 TL Zitronensaft
150 g fettarmer Naturjogurt (1,5 % Fett)
2 TL Birnendicksaft
1 Prise Zimt

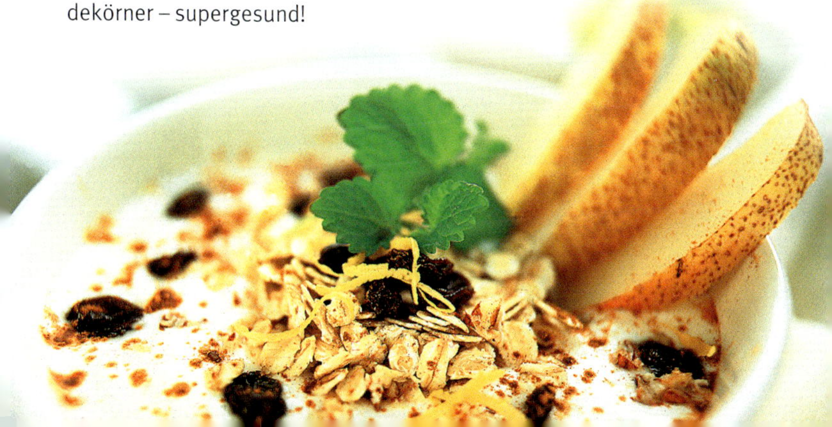

Hafer-Porridge mit Nektarinen

Weckt Glücksgefühle

Zutaten

für 1 Portion

150 ml fettarme Milch (1,5 % Fett)
3 EL zarte Vollkorn-Haferflocken
1 reife Nektarine
1 TL Birnendicksaft
1 Messerspitze Zimt
1 TL gehackte Pistazien

1 Die Milch in einem kleinen Topf aufkochen. Die Haferflocken einstreuen und zugedeckt bei schwacher Hitze etwa 5 Minuten quellen lassen.
2 Inzwischen die Nektarine waschen, abtrocknen, halbieren und entsteinen, dann in kleine Würfel schneiden.
3 Den Haferbrei mit dem Birnendicksaft und Zimt abschmecken, in eine kleine Schale geben und mit den Nektarinenwürfeln belegen. Die Pistazien obendrauf streuen.

Variante: Ob Beeren-, Kern- oder Steinobst – die Nektarine können Sie je nach Saison und Vorlieben auch durch andere Früchte ersetzen. Rechnen Sie mit etwa 100 Gramm Obst.

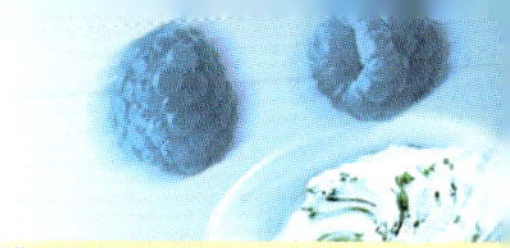

Roh gerührte Himbeermarmelade

Schlanke Morgennascherei

1▸ Die Himbeeren kurz abbrausen, vorsichtig trockentupfen und verlesen. Tiefgekühlte Beeren bei Zimmertemperatur langsam antauen lassen.
2▸ Die Orange heiß waschen, abtrocknen und die Schale fein abreiben. Die Orange samt der weißen Haut schälen, filetieren, das Orangenfruchtfleisch klein würfeln.
3▸ Die Himbeeren und Orangenstücke in eine Rührschüssel geben, mit dem Stabmixer fein zerkleinern. Den Zucker und das Bindemittel hinzufügen, mit den Quirlen des Handmixers alles etwa 5 Minuten verrühren, dann die Orangenschale und den Zitronensaft untermischen.
4▸ Die Konfitüre in zwei kleine, heiß ausgespülte Gläser einfüllen und mit einem Twist-off-Deckel gut verschließen. Die Marmelade vor dem Verzehr etwa 3 Stunden kalt stellen.

Zutaten

für 2 Gläser à 200 g

- 200 g frische oder tiefgekühlte Himbeeren
- 1 unbehandelte Orange
- 80 g Fruchtzucker
- 3 g pflanzliches Bindemittel (z. B. Biobin aus dem Reformhaus)
- 2 EL Zitronensaft

Mild-säuerliche Variante: 150 Gramm gemischte Beeren (z. B. Erdbeeren, Himbeeren, Johannisbeeren) und eine kleine Birne kombinieren.

Tipp: Die roh gerührte Konfitüre im Kühlschrank aufbewahren. Angebrochen hält sie sich etwa 14 Tage.

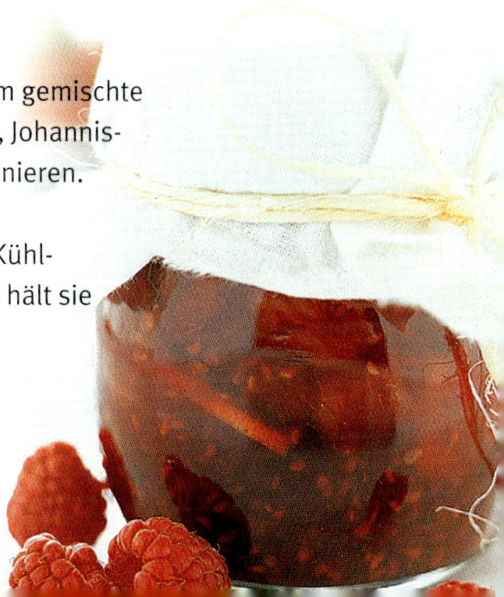

Pflaumenmus

Fixer Brotaufstrich

Zutaten

für 4 Portionen à 2 TL

100 g Pflaumen oder Zwetschgen
2 TL Orangensaft
1 TL Walnussöl
2 Prisen Zimt

1 Die Pflaumen oder Zwetschgen waschen und trockentupfen, dann halbieren, Stein entfernen und das Fruchtfleisch klein schneiden. In eine Rührschüssel geben.

2 Den Orangensaft und das Walnussöl hinzufügen. Mit dem Pürierstab fein zermusen. Mit Zimt aromatisieren.

3 Den Aufstrich in ein kleines sauberes Glas mit Schraubdeckel füllen und im Kühlschrank aufbewahren. Dort hält er sich 2 bis 3 Tage.

Tipp: Eine Scheibe Roggen-Sauerteigbrot oder Pumpernickel (etwa 45 Gramm) erst mit 2 Esslöffel Quarkcreme (0,2 % Fett) bestreichen, darauf 2 Teelöffel Pflaumenaufstrich verteilen.

Saisonvarianten: Im Sommer können Sie anstelle der Pflaumen auch Pfirsiche, Aprikosen, Kirschen oder Beeren verwenden – nach Belieben einzelne Sorten oder gemischt. Im Winter schmecken auch mal aufgetaute Tiefkühlbeeren auf dem Brot, ebenso weiche Äpfel oder reife Birnen.

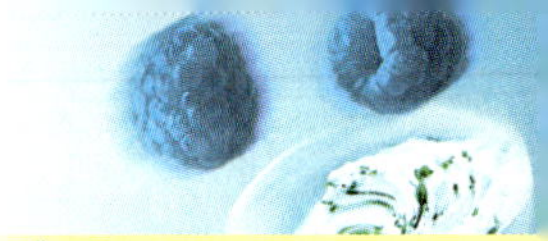

Gemüsequark-Aufstrich

Vitaminreich

1 Die Paprika waschen, halbieren, von Kernen und Trennwänden befreien. Die Tomate waschen, vom Blütenansatz befreien, halbieren und entkernen. Paprika und Tomate in sehr kleine Würfel schneiden und vermischen. Mit dem Balsamessig, Salz und Pfeffer würzen.

2 Die Gemüsemischung unter die Quarkcreme heben. Basilikum abreiben, grob hacken und obendrauf streuen.

Zutaten

für 1 Portion

$^{1}/_{2}$ gelbe Paprikaschote
1 kleine Tomate
2–3 Tropfen Aceto balsamico
Salz, schwarzer Pfeffer
125 g Quarkcreme (0,2 % Fett)
2 Basilikumblätter

Selleriequark

Knackig frisch

1 Die Quarkcreme mit dem Zitronensaft, Salz und Pfeffer würzen.

2 Den Sellerie waschen, putzen und in kleine Würfel schneiden. Das Apfel- und das Zwiebelstück schälen und sehr klein würfeln. Alles unter den Quark heben.

3-Minuten-Variante: Alle Zutaten in einen Mixbecher geben und mit dem Pürierstab glatt mixen.

Tipp: Eine Scheibe Vollkornbrot mit einem der Quarkaufstriche bestreichen.

Zutaten

für 1 Portion

125 g Quarkcreme
1 TL Zitronensaft
Salz, schwarzer Pfeffer
$^{1}/_{2}$ Stange Staudensellerie
$^{1}/_{4}$ Apfel
1 Spalte Zwiebel

Feigen mit Roquefortquark

Zutaten

für 1 Portion

30 g Roquefortkäse
1 TL Zitronensaft
80 g Magerquark
Salz, schwarzer Pfeffer
2 frische Feigen (etwa 40 g)
1 Scheibe Vollkorntoast

1. Den Käse mit einer Gabel zerdrücken und mit dem Zitronensaft unter den Quark rühren. Mit Salz und Pfeffer abschmecken.
2. Die Feigen waschen, vorsichtig trockentupfen und in Spalten schneiden. Auf einem Teller mit dem Roquefortquark anrichten. Mit Pfeffer übermahlen. Das Toastbrot toasten, diagonal zerteilen und dazureichen.

Käsevariante: Statt Roquefort geriebenen Parmesan unter den Quark mischen. Einen kleinen Apfel in Spalten schneiden und dazu anrichten.

Tipp: Das Frühstück schmeckt auch als zweites Frühstück im Büro. Dazu Quarkcreme und Feigen getrennt in Frischhaltedosen verpacken. Feigen erst im Büro aufschneiden.

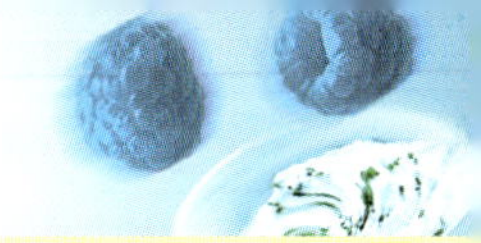

Tomaten-Basilikum-Brötchen

Weckt den Appetit

1 Den Frischkäse mit dem Olivenöl und dem Zitronensaft vermischen, mit Salz und Pfeffer würzen. Die Basilikumblätter von den Zweigen zupfen, abreiben und bis auf zwei Blätter zum Garnieren in feine Streifen schneiden und unter den Frischkäse heben.

2 Das Brötchen aufschneiden und beide Hälften mit dem Basilikumfrischkäse bestreichen. Die Tomate waschen, vom Blütenansatz befreien und in Scheiben schneiden. Die Brötchenhälften damit belegen. Mit Pfeffer aus der Mühle übermahlen und mit den beiden Basilikumblättern garnieren.

Zutaten

für 1 Portion

80 g körniger Frischkäse
1 TL Olivenöl
1 TL Zitronensaft
Salz
Frisch gemahlener schwarzer Pfeffer
1–2 Zweige Basilikum
1 Roggen-Vollkornbrötchen (etwa 45 g)
1 kleine Tomate

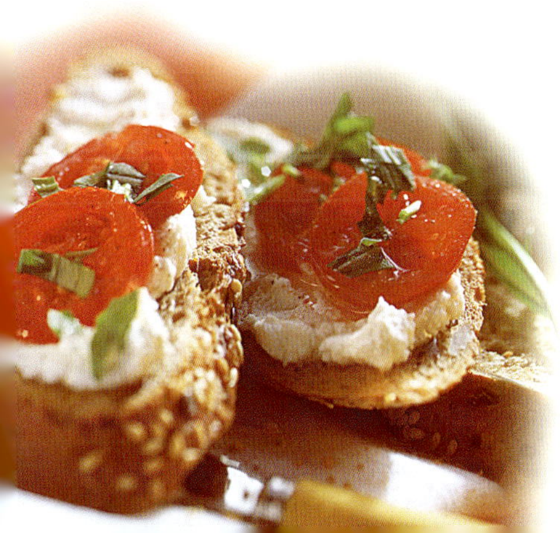

Gurkenbrot mit Sesam

Pikant + schnell

Zutaten

für 1 Portion

1 TL Sesam
2 TL fettreduzierter Frischkäse (6–8 % Fett)
$^1/_2$ TL Tahin (Sesammus, aus dem Reformhaus)
1 Scheibe Vollkornschrotbrot (etwa 60 g)
1 Minigurke (etwa 80 g)
Salz, schwarzer Pfeffer

1 Den Sesam in einer Pfanne ohne Fett rösten, vom Herd nehmen und abkühlen lassen.

2 Den Frischkäse mit dem Sesammus glatt rühren, auf das Brot streichen.

3 Die Gurke putzen, schälen und in dünne Scheiben schneiden, überlappend auf das Brot legen, leicht salzen und pfeffern. Mit dem gerösteten Sesam bestreuen.

Variante: Auch sehr lecker – das Brot mit Tomaten- statt mit Gurkenscheiben belegen. Und Tahin durch Hefeextrakt (aus dem Reformhaus) ersetzen.

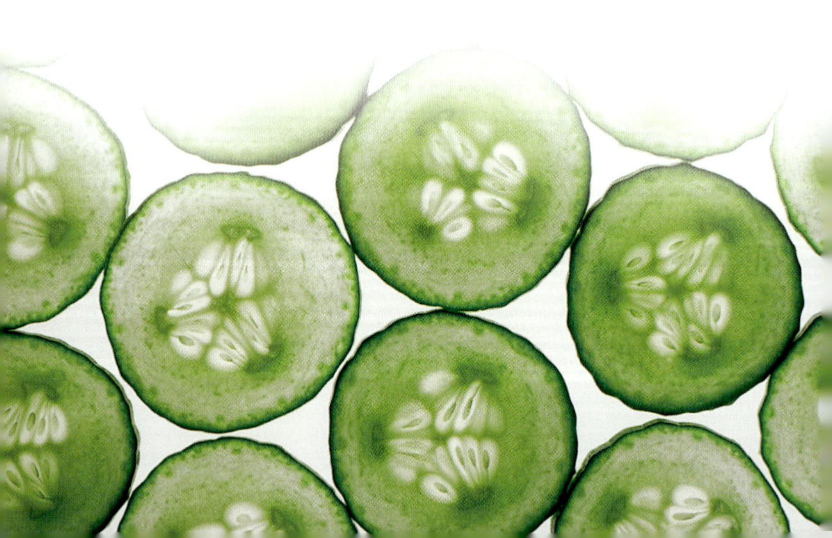

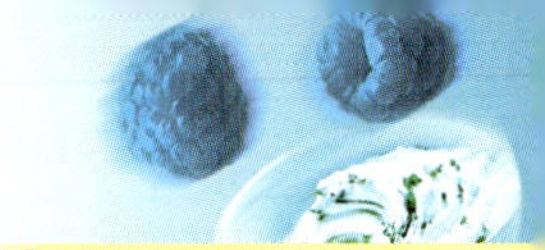

Apfel-Schinken-Toast

Weckt die Lebensgeister

1 Die Quarkcreme mit dem Meerrettich glatt rühren, mit Salz und Pfeffer würzen. Die Apfelhälfte waschen, halbieren und entkernen. Die Stücke in feine Spalten schneiden. Den Schinken eventuell vom vorhandenen Fettrand befreien.

2 Die Toastscheiben toasten. Mit der Meerrettichcreme bestreichen. Die Apfelspalten und die Schinkenscheiben dekorativ darauf legen. Mit Pfeffer aus der Mühle übermahlen.

Variante: Statt magerem Lachsschinken können Sie auch gegarten Hähnchen- oder Putenbrustaufschnitt nehmen und den Apfel durch eine kleine Kiwi ersetzen.

Zutaten
für 1 Portion

2 EL Quarkcreme (0,2 % Fett)
1 TL Meerrettich (frisch gerieben oder aus dem Glas)
Salz
Schwarzer Pfeffer aus der Mühle
1/2 kleiner säuerlicher Apfel (etwa 50 g)
4 Scheiben Lachsschinken (etwa 50 g)
2 Scheiben Vollkorntoast

Gurken-Pumpernickel mit Shrimps

Zutaten

für 1 Portion

1 gehäufter EL Magerquark
2 TL Zitronensaft
1 Minigurke (etwa 100 g)
Salz, schwarzer Pfeffer
1 Scheibe Pumpernickel
1 EL Shrimps oder andere gekochte, geschälte Tiefseegarnelen
1 Zweig Dill

1 Den Quark mit dem Zitronensaft cremig rühren. Die Gurke waschen, eventuell schälen und die Hälfte davon in kleine Würfel schneiden. Gurkenwürfel unter den Quark mischen, mit Salz und Pfeffer würzen.

2 Den Gurkenquark auf dem Pumpernickel verteilen. Die Shrimps in einem Sieb abbrausen, gut abtropfen lassen und obendrauf streuen. Mit dem Dill garnieren. Die übrige Gurke in Scheiben schneiden und dazu anrichten.

Tipp: Macht sich auch gut als Blickfang auf einem Frühstücksbüfett. Den Gurkenquark auf Pumpernickeltaler verteilen und mit je einer Garnele und etwas Dill garnieren.

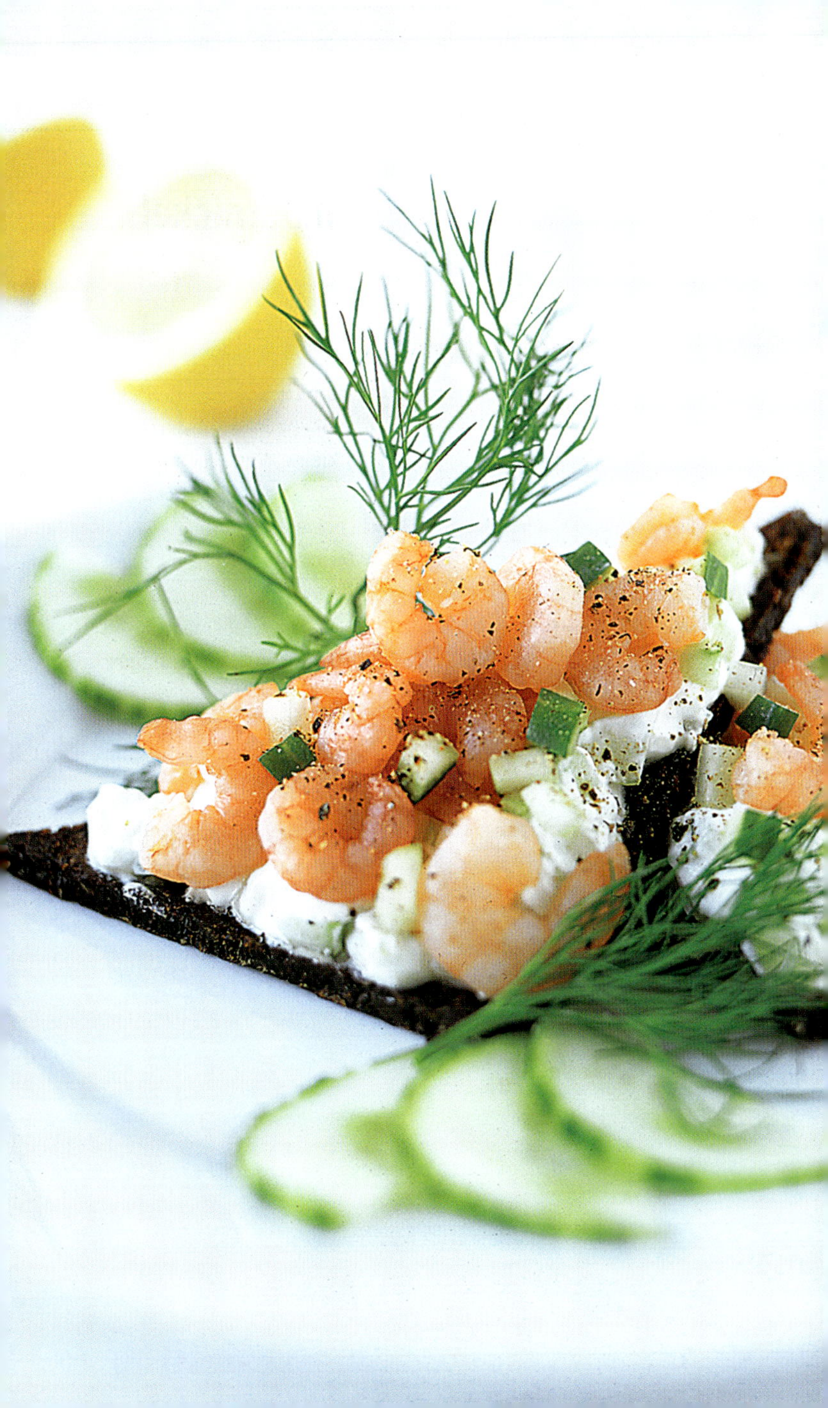

Erdbeerbrot

Zutaten

für 1 Portion

2 EL Magerquark
1 TL Sanddorn-Vollfrucht mit Honig
1 Scheibe Vollkornschrotbrot (etwa 45 g)
50 g kleine Erdbeeren
1 TL gehackte Mandeln

1 Den Quark mit dem Sanddornmark cremig verrühren und auf das Brot streichen.

2 Die Erdbeeren kurz abbrausen, trockentupfen, die grünen Kelchblätter herauszupfen. Die Erdbeeren in Scheiben schneiden und fächerartig auf das Brot legen. Mit den Mandeln bestreuen. Eventuell noch mit einem Minzeblatt garnieren.

Fruchtige Variante: Statt Erdbeeren passen auch Aprikosen- oder Birnenspalten und Heidelbeeren zu dem Sanddornquark.

Tipp: Wer mehr Zeit hat, kann die Mandeln noch in einer trockenen Pfanne goldbraun rösten – sie schmecken dann aromatischer.

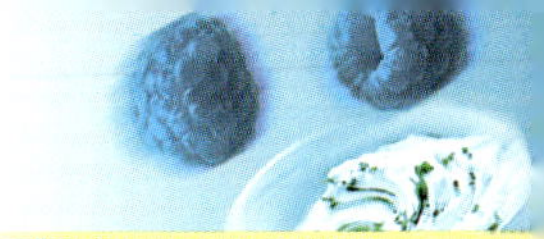

Omelett mit Lachs

Für Sonntagsgenießer

1 Das Ei mit dem Mineralwasser, Salz und Pfeffer verquirlen. Die Frühlingszwiebel waschen, putzen und in feine Ringe schneiden.

2 Die Butter in einer kleinen beschichteten Pfanne erhitzen. Die Zwiebelringe hineingeben und etwa 2 Minuten dünsten. Die Eiermilch langsam darüber gießen und bei schwacher Hitze stocken lassen.

3 Den Schnittlauch waschen, trockenschwenken und in feine Röllchen schneiden. Das Omelett auf einem vorgewärmten Teller mit dem Lachs anrichten und mit dem Schnittlauch bestreuen.

Beilagenvariante: Anstelle von Räucherlachs passen auch Bündner Fleisch oder gegarter Hähnchenbrustaufschnitt zu dem Omelett.

Zutaten

für 1 Portion

1 Ei
2 EL Mineralwasser
Salz, schwarzer Pfeffer
1 kleine Frühlingszwiebel
1 TL Butter
3 Schnittlauchhalme
2 Scheiben Räucherlachs

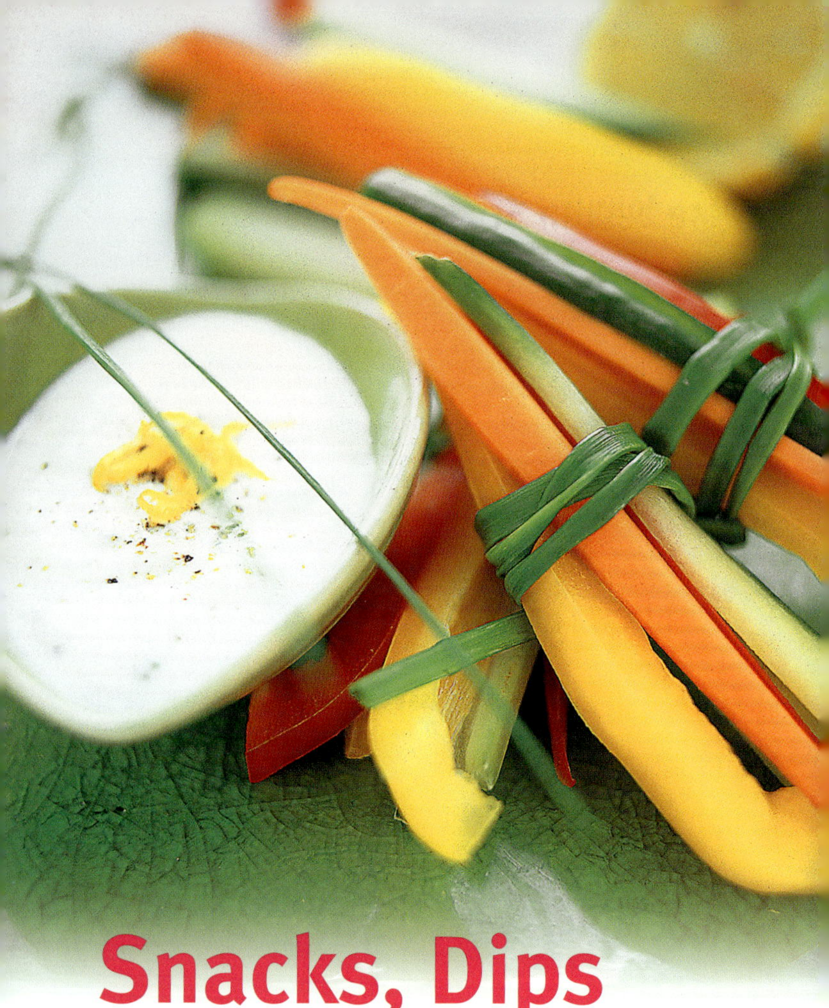

Snacks, Dips & Vorspeisen

Genuss ist keine Sache der Quantität, sondern der Qualität. Deshalb lieben die Japaner ihre Sushis, die Portugiesen ihre Tapas und die Italiener ihre Antipasti misti. Jetzt sind Sie dran. Verwöhnen Sie Ihren Gaumen mit dem Besten aus dem Snack- & Vorspeisengarten der ganzen Welt.

Meine besten Schnell-im-Biss-Tipps

Fünf am Tag Sie brauchen 800 Gramm Obst und Gemüse pro Tag. Also mindestens fünf Portionen. Zweimal Obst, dreimal Gemüse. Und die Hälfte davon roh. Snacken Sie also täglich ein großes Glas Gemüsesaft. Machen Sie Gemüse zur Hauptsache bei den Snacks und der Vorspeise. Probieren Sie z. B. mal die gefüllten Tomaten mit Olivenkäse oder die Gurken-Lachs-Päckchen.

Gesunder Knabberspaß Für den kleinen Hunger haben Sie immer Gemüsestreifen parat. Auf dem Schreibtisch, in der Tasche, in der Küche. Und treiben Sie's bunt, in jeder erdenklichen Farbe und Form. Denn jedes Gemüse, jede Farbe liefert andere Schutzstoffe der Pflanze, die Sie gesund hält. Die ideale Begleitung: der Dip. Er liefert Geschmacksvielfalt und Eiweiß dazu.

Keine Angst vor Antipasti Fettaugenzähler fürchten sie. Sie triefen vor Öl. Vor gesundem Olivenöl: gefüllte Oliven, getrocknete Tomaten, gegrillte Paprika, Zucchini und Auberginen. Selbst gemacht oder beim Italiener – Sie dürfen ruhig zugreifen. Im Supermarkt genau aufs Etikett schauen! Oft werden sie nämlich in billigem Speiseöl eingelegt.

Warum nicht Fisch? Die intelligenteste Form des Eiweißes können Sie ruhig auch als Snack oder Vorspeise in Ihren Fitnesstag einbauen. Probieren Sie das Gurken-Lachs-Päckchen oder den Thunfisch-Obatzten oder die Austern auf Friséesalat …

Der Apfel – ein Mus(s) Experten haben ausgerechnet: Würde jeder Deutsche nur täglich einen Apfel essen, könnte man Milliarden Euro an Gesundheitskosten einsparen. Ich empfehle: Essen Sie fünf. Dann muss ich nie zum Hausbesuch kommen. Und probieren Sie mal das wunderbare Apfelmus von Seite 44.

Drei Mahlzeiten sind genug? Ja. Wer nur dreimal am Tag isst, lässt dem Körper genug insulinfreie Zeit, um sein Fett abzubauen. Nein. Wenn Sie Hunger haben, dann dürfen Sie snacken – halt ohne Industrie-Kohlenhydrate. Einen unserer Snacks mit Obst, Gemüse, Quark oder Fisch. Oder Sie shaken sich einen Fitnessdrink von den Seiten 75 bis 87.

Eiweiß vier Mal Sie brauchen alle vier Stunden eine Portion Eiweiß von 30 Gramm – ohne Fett. Das reicht, denn mehr scheiden die Nieren aus. Und wenn Sie keine Zeit haben, sich asiatische Putenröllchen zu wickeln, dann shaken Sie sich einen Drink (Vorschläge ab Seite 75). Eiweiß selbst ist ein Fatburner. Es macht Sie schlank, während Sie essen.

Fit im Büro Bitte holen Sie sich nicht ein Sandwich oder einen Riegel aus dem Automaten. Greifen Sie lieber in die Aktentasche. Dort steckt beispielsweise ein Döschen mit Gemüsestreifen – oder eine gefüllte Tomate mit Olivenkäse oder Lammhackbällchen mit Minzejogurt ... Unsere Gerichte lassen sich auch gut vorbereiten, vorkochen – und mitnehmen.

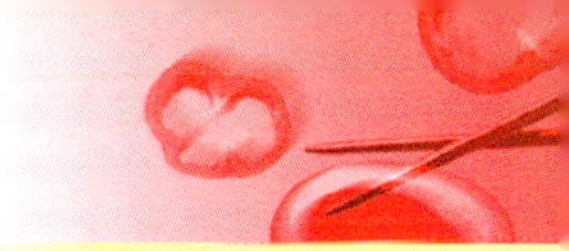

Gemüsestreifen mit Dip

Knabberspaß für zwischendurch

1 Das Gemüse waschen, schälen und putzen. Dann in dünne, lange Streifen schneiden. Die Gemüsestifte auf einer Platte anrichten.

2 Wahlweise mit einem der Dips auf den folgenden Seiten servieren. Bei Tisch die Gemüsestreifen in die Sauce stippen.

Zutaten

für 1 Portion

200 g gemischtes Gemüse (z. B. Kohlrabi, Möhren, rote und gelbe Paprikaschoten, Fenchel, Staudensellerie, Frühlingszwiebeln, Chicorée- oder Radicchioblätter)

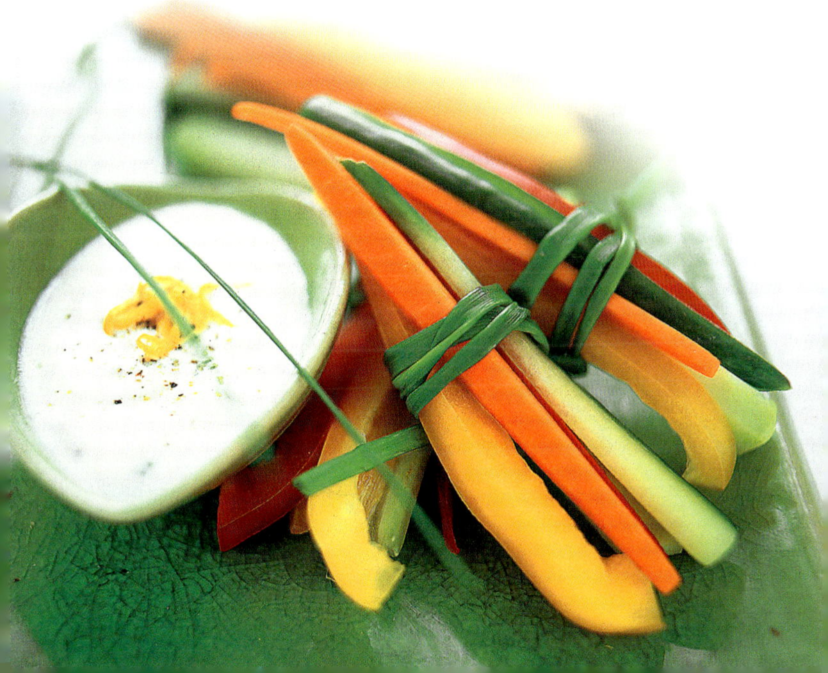

Zitronen-Oliven-Dip

Zutaten

für 1 Portion

100 g Quarkcreme (0,2 % Fett)
1 EL Zitronensaft
1 TL Olivenöl
25 g grüne Oliven
1/4 TL abgeriebene unbehandelte Zitronenschale
Salz, schwarzer Pfeffer

1 Den Quark mit dem Zitronensaft und dem Olivenöl cremig rühren. Das Olivenfleisch vom Stein schneiden und ganz fein hacken.

2 Die Oliven unter den Quark mischen. Mit der Zitronenschale, Salz und Pfeffer abschmecken. In ein Schälchen geben.

Drinkvariante: Zur Abwechslung den Dip mit Kefir auffüllen, kräftig durchmixen und als Drink servieren.

Tipp: Wer Zeit sparen möchte, sollte von diesem Dip gleich die doppelte Menge zubereiten. Die Hälfte davon sofort verwenden, den Rest in einem Glas mit Schraubdeckel gut verschließen und in den Kühlschrank stellen. Dort hält er sich 2 bis 3 Tage.

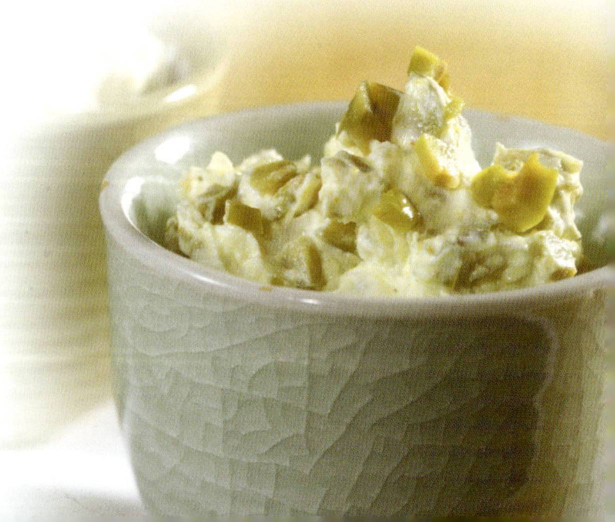

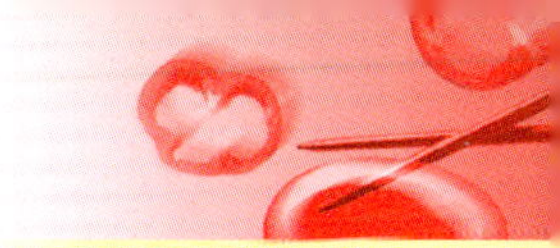

Gurken-Meerrettich-Dip

Erfrischend + leicht

1 Die Gurke schälen, längs halbieren und die Kerne mit einem Löffel herausschaben. Das Gurkenfleisch würfeln und im Mixer mit dem Meerrettich fein pürieren. Den Jogurt unterrühren, mit Koriander, Kreuzkümmel, Salz und Pfeffer würzen.

2 In ein Schälchen füllen. Die Minze waschen, trockenschütteln, die Blätter abzupfen und grob hacken. Zum Schluss auf den Dip streuen.

Zutaten

für 1 Portion

- 1 Minigurke (etwa 75 g)
- 1 TL geriebener Meerrettich
- 80 g fettarmer Jogurt
- Je 2 Messerspitzen gemahlener Koriander und Kreuzkümmel
- Salz, schwarzer Pfeffer
- 1 Minzezweig

Feta-Kräuter-Dip

1 Den Schafskäse grob würfeln, mit dem Zitronensaft und dem Olivenöl pürieren. Den Jogurt unterrühren. Mit der Zitronenschale, Salz und Pfeffer abschmecken.

2 Dill und Petersilie waschen, trockenschütteln, die Blätter abzupfen und fein hacken. Unter den Dip mischen. Diesen in ein Schälchen geben.

Zutaten

für 1 Portion

- 40 g Schafskäse (Feta)
- 1 EL Zitronensaft
- 1 TL Olivenöl
- 100 g fettarmer Jogurt
- 1/4 TL abgeriebene unbehandelte Zitronenschale
- Salz, schwarzer Pfeffer
- Je 3 Zweige Dill und Petersilie

Scharfer Paprikadip

Zutaten

für 1 Portion

1 kleine rote Paprikaschote
1 Schalotte
2 TL Olivenöl
4–6 EL Gemüsebrühe
2 TL Schmand
1 TL Weißweinessig
Salz, Cayennepfeffer
3 Schnittlauchhalme

1 Die Paprikaschote waschen, halbieren, putzen und in kleine Würfel schneiden. Die Schalotte schälen und fein hacken.

2 Das Öl erhitzen, Schalotten und Paprika darin etwa 3 Minuten andünsten. Mit der Brühe ablöschen und zugedeckt weitere 5 bis 7 Minuten dünsten. Vom Herd nehmen, fein pürieren und etwas abgekühlt mit dem Schmand verrühren. Mit Essig, Salz und Cayennepfeffer scharf abschmecken. Schnittlauch fein schneiden und aufstreuen.

Sambal-Erdnussdip

Zutaten

für 1 Portion

75 g Magermilchjogurt
1 TL Erdnussmus (aus dem Reformhaus)
1/4 TL Sambal oelek
1 TL Zitronensaft
1 TL Sojasauce, Salz
4 ungesalzene geschälte Erdnusskerne

1 Den Jogurt mit dem Erdnussmus, Sambal oelek, Zitronensaft, Sojasauce und wenig Salz gründlich verrühren.

2 Den Dip in einem Schälchen anrichten. Erdnüsse hacken und aufstreuen.

Tipp: Beide Dips sind bürotauglich. Am Vorabend zubereiten, in ein Glas mit Schraubdeckel füllen und über Nacht in den Kühlschrank stellen. Dazu gibt's Gemüsestreifen (Seite 35) – diese in einer verschließbaren Frischhaltedose separat verpacken.

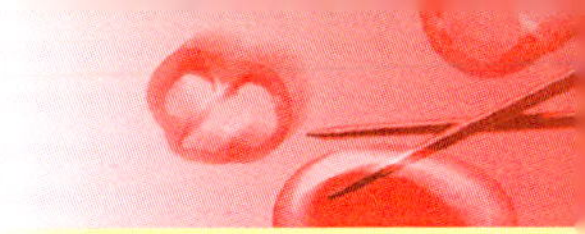

Radieschensalat

Fitmacher fürs Büro

1 Die Radieschen waschen, putzen und in dünne Scheibchen schneiden oder hobeln. Den Schnittlauch abbrausen und in feine Röllchen schneiden.

2 Den Jogurt mit dem Zitronensaft und dem Walnussöl verrühren. Die Radieschen und den Schnittlauch in dem Dressing wenden, salzen und pfeffern.

Variante: Die Radieschen kann man nach Wunsch auch durch grob geraspelten Rettich ersetzen.

Tipp: Die Zutaten in eine Frischhaltedose füllen, gut verschließen und mit an den Arbeitsplatz nehmen.

Zutaten

für 1 Portion

10–12 Radieschen (etwa 100 g)
6 Schnittlauchhalme
2 EL Magermilchjogurt
1 TL Zitronensaft
1 TL Walnussöl
Salz, schwarzer Pfeffer

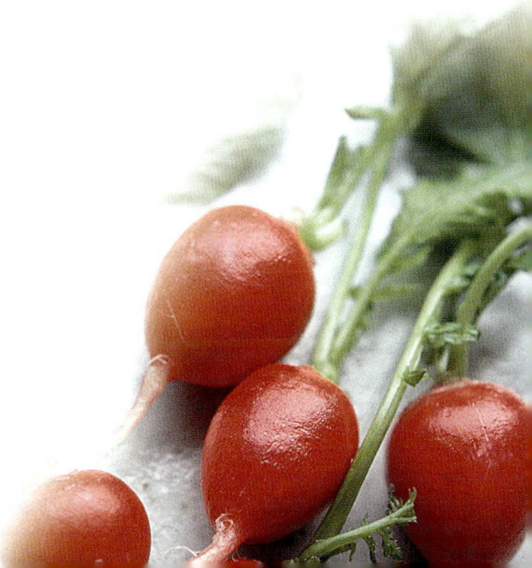

Gefüllte Tomaten mit Olivenkäse

Bürotauglich verpackt

Zutaten

für 1 Portion

2 mittelgroße Tomaten
1 EL fettreduzierter Jogurtfrischkäse (6–8 % Fett)
2 EL Magerquark
1 TL Zitronensaft
1 kleine Schalotte
4 schwarze Oliven
6 große Basilikumblätter
Salz, schwarzer Pfeffer

1 Die Tomaten waschen, jeweils einen flachen Deckel abschneiden und die Tomaten mit einem Teelöffel aushöhlen. Mit der Öffnung nach unten auf Küchenpapier abtropfen lassen.

2 Den Frischkäse mit dem Quark und Zitronensaft gut verrühren. Die Schalotte schälen, fein würfeln. Das Olivenfleisch vom Stein schneiden, klein würfeln. Die Basilikumblätter abreiben. Vier Blätter grob hacken, mit den Schalotten und den Oliven unter die Käsemasse mischen, mit Salz und Pfeffer würzen.

3 Den Olivenkäse in die Tomaten füllen, mit je einem Basilikumblatt garnieren. Den Tomatendeckel darauf legen.

Variante: Wer am Arbeitsplatz niemanden mit Geruch belästigt, kann die Füllung noch zusätzlich mit einer kleinen durchgepressten Knoblauchzehe würzen.

Tipp: Der Olivenkäse schmeckt auch sehr gut als Brotaufstrich zum späten Frühstück – z. B. auf einem Roggen-Vollkornbrötchen.

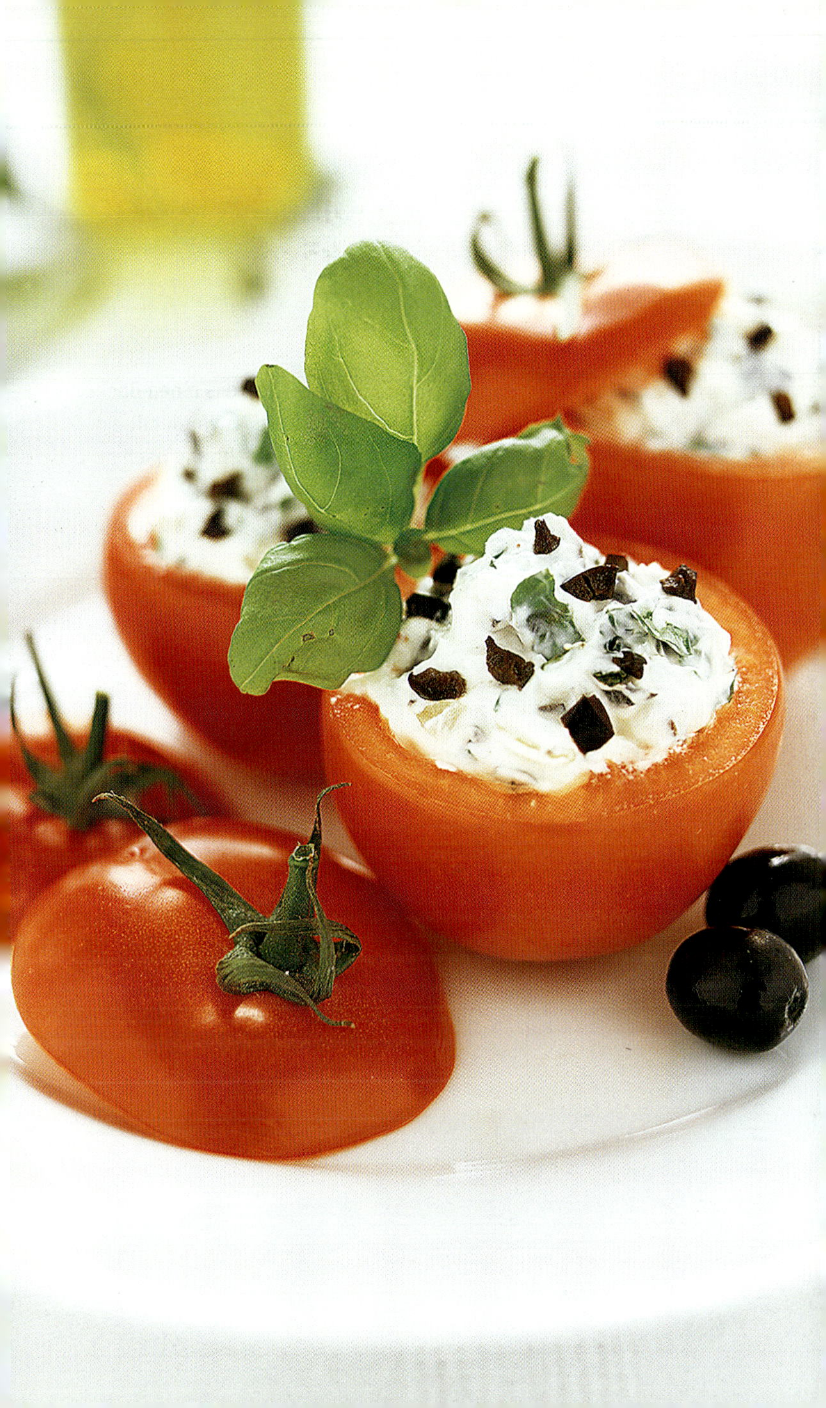

Gurken-Lachs-Päckchen

Raffiniert + gesund

Zutaten

für 1 Portion

2 Scheiben Räucherlachs (etwa 40 g)
1/2 Minigurke (etwa 50 g)
Schwarzer Pfeffer aus der Mühle
2 Schnittlauchhalme

1▸ Die Lachsscheiben auf einem Küchenbrett auslegen. Die Gurke putzen, schälen und in acht schmale Streifen schneiden. Je vier Gurkenstreifen auf eine Lachsscheibe legen, mit Pfeffer übermahlen und locker einrollen.
2▸ Den Schnittlauch abbrausen und die Lachspäckchen damit zusammenbinden.

Tipp: Die Lachspäckchen in einer Frischhaltedose verpacken und mit ins Büro nehmen. Lust auf einen Snack? Dann genehmigen Sie sich einfach zwischendurch zwei Happen. Oder als Vorspeise. Oder als Fingerfood bei einem kalten Büfett.

Thunfisch-Obatzter mit Staudensellerie

Unkompliziert + schnell

1▸ Den Thunfisch, Frischkäse und Zitronensaft mit einer Gabel gut vermischen. Die Schalotte schälen und sehr fein würfeln, unter die Käsemasse rühren. Mit Salz, Pfeffer und Paprikapulver würzen.

2▸ Den Sellerie waschen, putzen und in fingerlange Streifen schneiden. Auf einem Teller dekorativ anrichten, den Obatzten in die Mitte geben und nach Belieben mit Selleriegrün garnieren.

Tipp: Den angemachten Käse am Abend für den nächsten Tag vorbereiten und im Kühlschrank gut abgedeckt bis zum nächsten Tag fürs Büro aufbewahren.

Zutaten

für 1 Portion

30 g Thunfischfilet (im eigenen Saft, aus der Dose)
2 EL fettreduzierter körniger Frischkäse (0 % Fett)
1 TL Zitronensaft
1/2 kleine Schalotte
Salz, schwarzer Pfeffer
1/4 TL Paprikapulver, edelsüß
2 kleine Stangen Sellerie

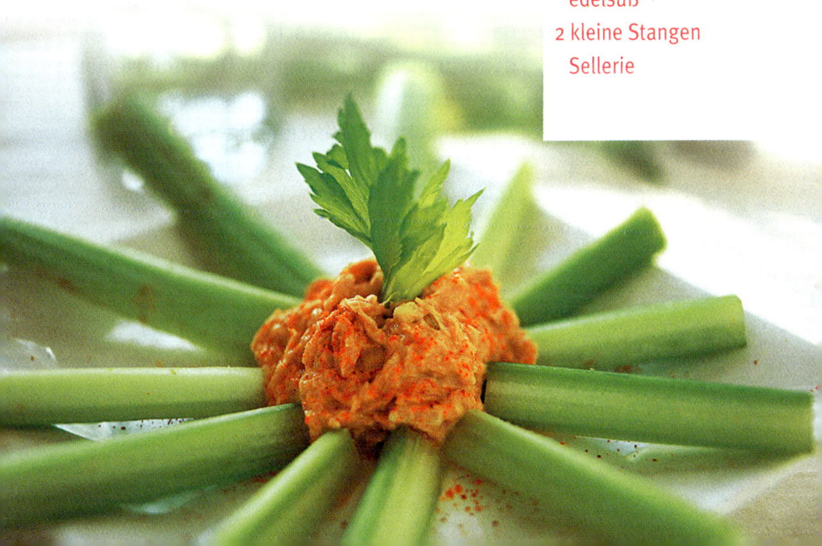

Himbeerjogurt

Zutaten
für 1 Portion

150 g frische oder tiefgekühlte Himbeeren
100 g fettarmer Naturjogurt (1,5 % Fett)
1 TL Akazienhonig
1 Minzezweig

1 Die Himbeeren falls nötig waschen und verlesen. Gefrorene Himbeeren bei Zimmertemperatur antauen lassen. Zwei Drittel der Himbeeren glatt pürieren.

2 Jogurt mit dem Himbeerpüree und dem Honig verrühren. Die übrigen Himbeeren obendrauf streuen. Mit den abgezupften Minzeblättchen garnieren.

Variante: Frische Feigen in Spalten schneiden, den Honigjogurt darüber ziehen.

Frisches Apfelmus

Zutaten
für 1 Portion

1 säuerlicher Apfel (etwa 150 g)
1 EL Zitronensaft
1 TL Frutilose (flüssige Obstsüße, aus dem Reformhaus)
1 Messerspitze gemahlene Nelken
1 EL Dickmilch
1 TL Mandelblättchen

1 Den Apfel vierteln, schälen und entkernen, dann in kleine Stücke schneiden und sofort mit dem Zitronensaft beträufeln. Die Frutilose hinzufügen und den Apfel fein pürieren. Mit den gemahlenen Nelken abschmecken.

2 Die Dickmilch als Klecks darauf geben. Die Mandeln nach Belieben in einer trockenen Pfanne goldbraun rösten, auf das Apfelmus streuen.

Fruchtspieße mit Limettenjogurt

Belebend + bürotauglich

1 Die Kiwi dünn schälen und in sechs Spalten schneiden. Die Erdbeeren waschen, trockentupfen und von den Kelchblättern befreien. Die Kiwistücke und die Erdbeeren abwechselnd auf zwei Holzspieße stecken.

2 Die Limette heiß waschen, abtrocknen und von der Schale einige feine Späne abziehen. Den Jogurt mit 2 Teelöffel Limettensaft und dem Honig verrühren, mit den Fruchtspießen anrichten und mit den Limettenspänen bestreuen.

Variante: Statt Jogurt können Sie auch Magerquark oder Quarkcreme (0,2 % Fett) verwenden.

Tipp: Die Kiwi enthält ein Enzym, das nach längerem Einwirken Milchprodukte bitter werden lässt. Deshalb Jogurt und Fruchtspieße separat verpacken und erst am Arbeitsplatz zusammen anrichten.

Zutaten

für 1 Portion

1 kleine Kiwi
6 kleine Erdbeeren
1/2 Limette
100 g fettarmer Naturjogurt (1,5 % Fett)
1 TL flüssiger Akazienhonig
2 Holzspieße

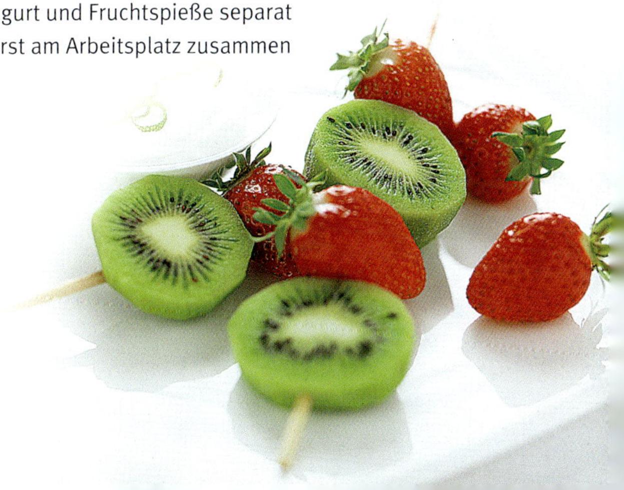

Austern auf Friséesalat

Zutaten

für 1 Portion

50 g Friséesalat
1 Minirömersalat
1 EL Weißweinessig
1 Messerspitze Dijon-Senf
Salz, schwarzer Pfeffer
1 1/2 EL kaltgepresstes Olivenöl
1 kleine Schalotte
2 frische, geschlossene Austern
2 TL Zitronensaft

1 Den Friséesalat waschen, trockenschütteln, in mundgerechte Stücke zerpflücken. Das Römersalatherz waschen, putzen, längs durchschneiden. Den Strunk so herausschneiden, dass der Salatkopf nicht auseinander fällt.

2 Für die Vinaigrette Essig, Senf, Salz, Pfeffer und Öl unterschlagen. Die Schalotte pellen und winzig klein würfeln.

3 Frisée und Salatherz auf einem Teller anrichten, mit der Vinaigrette beträufeln. Die Schalottenwürfel darüber streuen. Die Austern gut waschen und mit einem Spezialmesser sorgfältig öffnen. Mit dem Zitronensaft beträufeln und auf dem Salat anrichten. Das Austernfleisch mit dem Meerwasser schlürfen.

Tipp: Austern kauft man lebend. Die Schalen müssen geschlossen sein, und das Austernfleisch muss immer im Meerwasser in der Schale liegen. Austern, die trocken liegen, unbedingt immer wegwerfen!

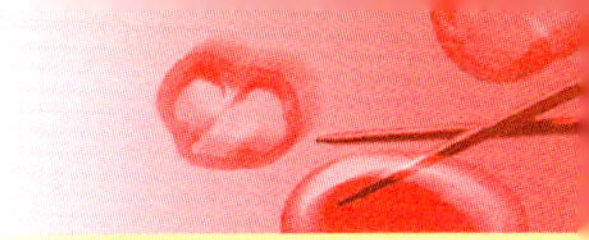

Mariniertes Steinbeißerfilet

Eiweißpower

1 Das Fischfilet gut waschen, mit Küchenpapier abtrocknen. Den Fisch in eine kleine Glasschüssel legen und mit dem ausgepressten Limettensaft beträufeln. Mit Folie abdecken und im Kühlschrank etwa 15 Minuten marinieren.

2 Inzwischen die Tomate waschen, vierteln, entkernen und in kleine Würfel schneiden. Zwiebel schälen und fein hacken.

3 Den Fisch aus der Marinade nehmen, trockentupfen und in kleine Würfel schneiden. In eine Glasschüssel legen. Die Tomaten- und Zwiebelwürfel darauf geben, mit Salz, Pfeffer und Chilisauce würzen. Alles gut vermischen, mit dem Tomaten- und Orangensaft begießen und 2 bis 3 Stunden im Kühlschrank marinieren.

4 Vor dem Servieren den Fisch auf einem Teller anrichten, mit dem Olivenöl beträufeln. Die Korianderblätter abzupfen, hacken und darüber streuen.

Tipp: Absolut frisch und einwandfrei muss der Fisch sein, den Sie für Cevice, jene leichte Vorspeise mit mariniertem rohem Fisch, verwenden.

Zutaten

für 1 Portion

100 g ganz frisches Steinbeißerfilet
$^1/_2$ Limette
1 Tomate
$^1/_4$ weiße Zwiebel
Salz, schwarzer Pfeffer
$^1/_4$ TL scharfe Chilisauce
2 EL Tomatensaft
2 EL Orangensaft
2 TL Olivenöl
3–4 Zweige Koriandergrün

Grünes Gemüse mit Thunfischsauce

Schlankes Schlemmervergnügen

Zutaten

für 1 Portion

200 g grüner Spargel
50 g Zuckerschoten
1 Hand voll Rucola
Salz, schwarzer Pfeffer
1 EL Zitronensaft
30 g Thunfisch im eigenen Saft, aus der Dose
1 TL Kapern
1 TL Aceto balsamico
1 EL Olivenöl
2 EL fettarmer Naturjogurt (1,5 % Fett)

1 Den Spargel waschen, putzen und nur im unteren Drittel schälen. Zuckerschoten waschen und ganz lassen. Rucola waschen, putzen und die harten Stiele abknipsen.

2 Den Spargel in kochendem Salzwasser in 5 bis 7 Minuten bissfest garen, die Zuckerschoten noch etwa 1 Minute mitgaren. Gemüse abgießen, eiskalt abschrecken, abtropfen lassen und mit dem Rucola auf einem Teller dekorativ anrichten. Salzen, pfeffern und mit dem Zitronensaft beträufeln.

3 Den Thunfisch abgießen, mit den Kapern, Balsamessig und Olivenöl glatt pürieren, den Jogurt unterrühren. Die Sauce mit wenig Salz und Pfeffer abschmecken, dann über das Gemüse ziehen.

Variante: Es harmonieren auch andere bissfest gekochte grüne Gemüse mit der Thunfischsauce, z. B. grüne Bohnen, Kohlrabi, Romanesco, Brokkoli, Zucchini und Fenchel.

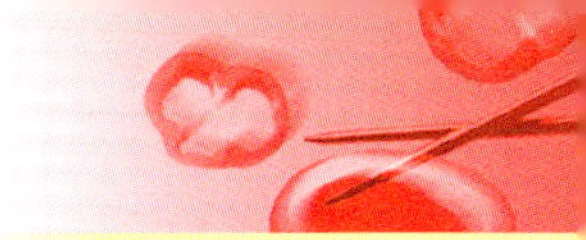

Hosomaki-Sushi mit Tofu

Futter für die grauen Zellen

1▸ Den Reis waschen, mit $1/4$ Liter Wasser aufkochen und bei milder Hitze zugedeckt etwa 15 Minuten quellen lassen.

2▸ 2 Esslöffel Essig mit dem Zucker und Salz gründlich verrühren. Die Essigmischung nach und nach unter den fertig gegarten Reis rühren.

3▸ Den Tofu abtropfen lassen, erst in dünne Scheiben, dann in knapp 1 Zentimeter breite Streifen schneiden. Sesamöl und übrigen Reisessig verrühren, die Tofustreifen darin wenden und etwa 5 Minuten marinieren.

4▸ Den Spinat waschen, putzen und verlesen. Ein Noriblatt auf ein Küchentuch oder eine Bambusrollmatte legen. Ein Drittel des Essigreises darauf verteilen, dabei am oberen Ende einen etwa 2 Zentimeter breiten Streifen freilassen. Auf der mittleren Höhe einige Spinatblätter auf die Reisschicht legen, quer darauf ein Drittel der Tofustreifen und diese dünn mit etwas Wasabipaste bestreichen. Das vordere Ende des Küchentuchs oder der Bambusmatte anheben und damit das Noriblatt fest aufrollen. Aus dem übrigen Tofu, Spinat und Reis noch zwei Hosomaki-Sushi zubereiten.

5▸ Die Norirollen im Abstand von etwa 5 Zentimeter in vier gleichmäßige Stücke schneiden und diese mit der Schnittfläche nach oben auf einer Platte anrichten. Mit der Sojasauce servieren.

Zutaten

für 4 Portionen

150 g japanischer Reis
2 $1/2$ EL heller Reisessig
1 TL Vollrohrzucker
Salz
150 g Tofu
2 TL Sesamöl
125 g Blattspinat
3 Noriblätter (geröstete Algen, aus dem Asienladen)
1 TL Wasabipaste (grüne Meerrettichpaste, aus dem Asienladen)
Sojasauce zum Dippen

Asiatische Putenröllchen

Scharfe Versuchung

Zutaten

für 1 Portion

3 Scheiben gegarte Putenbrust (etwa 50 g)
1/2 TL Chilisauce
1 Frühlingszwiebel
1/4 kleine rote Paprikaschote (etwa 40 g)
1 TL Sojasauce
Schwarzer Pfeffer

1 Die geräucherten Putenbrustscheiben mit der Chilisauce dünn bestreichen. Die Frühlingszwiebel und die Paprikaschote waschen, putzen und in feine Streifen schneiden.

2 Die Gemüsestreifen auf der Putenbrust verteilen. Mit der Sojasauce beträufeln und pfeffern, dann aufrollen.

Tipp: Die Röllchen sind ideal als Fingerfood fürs Büro. Besonders dekorativ sieht es aus, wenn Sie sie noch mit einem feinen Frühlingszwiebelstreifen zubinden.

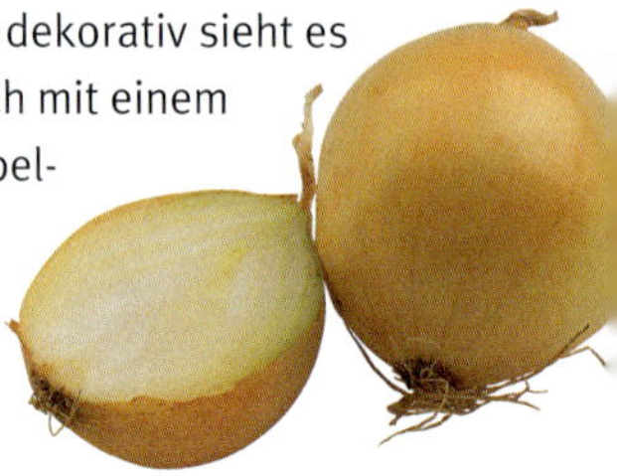

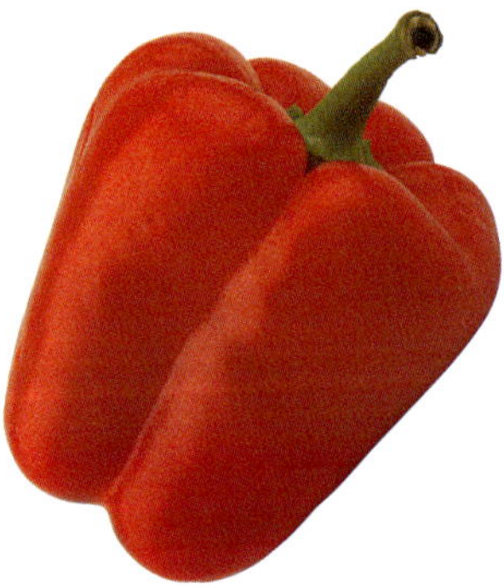

Meine besten Heiß & kalt-Tipps

Zwei Schüsseln Leben Machen Sie sich jeden Tag eine große Schüssel Obstsalat – aus den Früchten der Saison. Und eine große Schüssel Gemüsesalat, ebenfalls aus den Früchten der Saison – mit 2 Esslöffel Oliven- oder Rapsöl. Und trinken Sie ein Glas Gemüsesaft mit 1 Teelöffel Leinöl.

Der Traugott-Trick Starten Sie Ihr Menü immer mit einem Salat oder einer Gemüsesuppe. Dann machen Sie sich den so genannten »Staub-Traugott-Effekt« zunutze. Das heißt: Was danach auf dem Teller liegt, führt nicht mehr zu einem so hohen Blutzuckeranstieg, lockt weniger Insulin. Das hält schlank.

Wunderbare Thermoskanne Einfach einen großen Pott Suppe kochen. In die Thermoskanne füllen und mit auf die Reise nehmen. Ins Büro, ins Flugzeug ... So haben Sie heiße Gesundheit immer dabei.

Kräuter schenken Jahre Ein Forever-young-Geheimnis der Kreter: Sie würzen aber auch alles mit frischen Kräutern. Sie beruhigen oder beleben, vertreiben Bakterien, stärken das Immunsystem. Ihre Inhaltsstoffe, wie Sulfide, Flavonoide, Karotine, Kumarine und Terpene, hemmen Krebs. Ihre medizinische Anti-Aging-Wirkung entfalten Kräuter am besten in Kombination mit anderen Pflanzen. Ideal im Salat. Oder auch in der Suppe. Testen Sie z. B. die Kräuter-Pilz-Suppe mit Tofu auf Seite 67.

Algenflocken-Doping Das Meeresgemüse liefert jede Menge wertvolles Eiweiß und viel Jod für einen dynamischen Stoffwechsel. Bekommen Sie in gut sortierten Bioläden. Tipp: Über die Suppe oder den Salat streuen. Beispielsweise über die Powersoup auf Seite 64.

Omas Hühnersuppe Oma hat immer Recht. Einige Löffel Hühnerbrühe wirken gegen Schnupfen und Halsschmerzen. Sie enthält den Eiweißstoff Zystein. Der schützt die Schleimhäute vor Giften, Bakterien und Viren, beflügelt das Immunsystem. Und bremst altersbedingten Muskelschwund. Grund genug, zweimal die Woche Hühnersuppe zu löffeln (Rezept auf Seite 63).

Doping der erlaubten Art Streuen Sie täglich Sprossen über Ihren Salat. Denn während der Keimung explodiert der Vitalstoffgehalt. B-Vitamine z. B., wichtig für Gehirn und Nerven, steigen um das Siebenfache an (Romanasalat mit Erdbeeren auf Seite 58).

Knack die Nuss Täglich. Nüsse halten geistig fit und das Herz gesund. Sie liefern nicht nur gesundes pflanzliches Fett, auch Mineralien, Spurenelemente und viele B-Vitamine, die für starke Nerven sorgen. Knabbern Sie täglich 1 Esslöffel Nüsse. Warum nicht im Salat? Wie im Feldsalat mit Apfel und Kernen (Seite 57) oder in der Suppe. Probieren Sie auch die Chili-Tomatensuppe mit Cashewkernen auf Seite 66.

Welches Salatöl? Was braucht Ihr Körper? Oliven-, Raps-, Lein- und Nussöl. Sie liefern die gesunden ungesättigten Fettsäuren. Andere Öle braucht Ihr Körper nicht.

Schnell schlank mit der Powersoup Sie wollen schnell und gesund ein paar Pfunde verlieren? Dann machen Sie die unkomplizierteste Diät der Welt: Powersoup plus Eiweißshake. Kochen Sie sich einen großen Topf Powersoup (Seite 64). Die essen Sie, wenn Sie Hunger haben – und haben Sie den ganzen Tag über in der Thermoskanne dabei. Dazu trinken Sie alle 4 Stunden einen puren Eiweißshake. Und die Pfunde fliehen! Aber nur, wenn Sie sich dazu auch bewegen. Täglich. Mindestens 30 Minuten.

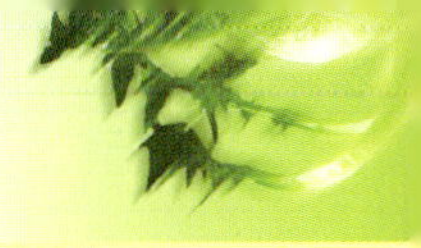

Vitalstoffsalat

Vitamine tanken

1 Die Salatblätter waschen, putzen und trockenschleudern, in mundgerechte Stücke zupfen. Die Tomaten waschen und halbieren. Die Gurke schälen und würfeln. Die Paprikaschote waschen, halbieren und entkernen, die Möhre schälen und beides in sehr kleine Würfel schneiden. Die Radieschen und Frühlingszwiebel waschen, putzen und in feine Scheiben oder Ringe schneiden. Die Zwiebel pellen und in dünne Halbringe schneiden.

2 Alle Zutaten in einer großen Schüssel mischen. 2 Esslöffel der Vinaigrette (siehe nächste Seite) über die Zutaten träufeln. Noch einmal behutsam mischen und gleich servieren.

Zutaten
für 1 Portion

100 g Blattsalate nach Belieben (z.B. Kopfsalat, Batavia, Feldsalat, Romana, Lollo rosso)
4 Kirschtomaten
1 Minigurke
1 kleine Paprikaschote
1 kleine Möhre
4 Radieschen
1 Frühlingszwiebel
1/2 kleine rote Zwiebel

Fatburner-Vinaigrette auf Vorrat

Zutaten

für 4 Portionen

4 EL Weißweinessig
2 TL scharfer Senf
Salz, schwarzer Pfeffer
4 EL kaltgepresstes Olivenöl
4 TL Leinöl
4 TL kaltgepresstes Rapsöl

1. Essig, Senf, Salz und Pfeffer mit dem Schneebesen verquirlen. Nach und nach mit dem Oliven-, Lein- und Rapsöl zu einer dickcremigen Sauce schlagen.
2. Die Vinaigrette in eine Flasche oder ein Schraubglas füllen. Im Kühlschrank hält sie sich etwa 10 Tage. Vor Gebrauch immer gut durchschütteln.

Varianten: Pikante Würzzutaten bringen Pep in die Essig-Öl-Sauce: eine klein gewürfelte rote Chilischote oder Schalotte, eine zerdrückte Knoblauchzehe, 1 Esslöffel frisch gehackte Kräuter wie Schnittlauch, Petersilie und Basilikum, 1 Teelöffel kleine Kapern oder drei fein gehackte Oliven.

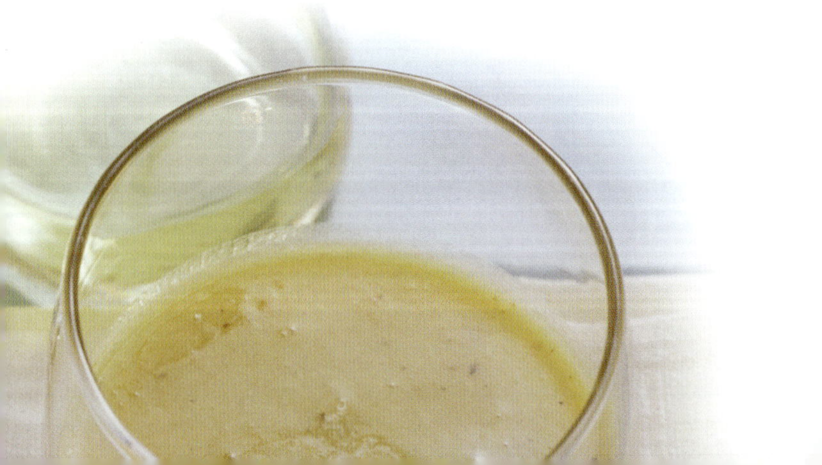

Feldsalat mit Apfel und Kernen

... keeps the doctor away

1 ▸ Die Sonnenblumenkerne in einer trockenen Pfanne bei mittlerer Hitze unter Wenden anrösten. Vom Herd nehmen und abkühlen lassen.

2 ▸ Den Feldsalat waschen, trockenschleudern, verlesen und putzen. Auf einen Teller geben. Die Apfelhälfte waschen, achteln und entkernen. Die Apfelstücke erst in dünne Scheiben, dann in feine Streifen schneiden und über den Salat streuen. Radieschen putzen, waschen und je nach Größe vierteln oder achteln.

3 ▸ Für die Sauce den Zitronensaft mit Salz, Pfeffer und Apfeldicksaft verrühren. Raps- und Leinöl unterschlagen. Die Sauce über den Salat träufeln. Die Sonnenblumenkerne aufstreuen.

Variante: Einen senfähnlichen, würzigen Geschmack erhält der Salat, wenn Sie den Feldsalat durch Rucola ersetzen.

Zutaten

für 1 Portion

2 TL Sonnenblumenkerne
50 g Feldsalat
$^{1}/_{2}$ säuerlicher Apfel (z. B. Boskoop, etwa 50 g)
2 Radieschen
1 EL Zitronensaft
Salz, schwarzer Pfeffer
1 TL Apfeldicksaft
1 EL Rapsöl
1 TL Leinöl

Romanasalat mit Erdbeeren

Exotischer Schlankgenuss

Zutaten

für 1 Portion

30 g tiefgekühlte Erbsen
2–3 Blätter Romanasalat (etwa 70 g)
50 g Mungobohnensprossen
1 kleine Frühlingszwiebel
4–5 frische Erdbeeren (etwa 50 g)
1 gehäufter TL Sesam
1 EL Obstessig
2 TL Sojasauce
Salz, schwarzer Pfeffer
1 Messerspitze gemahlener Ingwer
1 EL Rapsöl
1 TL Sesamöl

1 Die Erbsen auftauen lassen. Den Romanasalat waschen, putzen und in zentimeterbreite Streifen schneiden. Die Sprossen abbrausen und gut abtropfen lassen. Die Frühlingszwiebel waschen, putzen und in feine Ringe schneiden.

2 Die Erdbeeren abbrausen, die Kelchblätter entfernen und die Beeren je nach Größe halbieren oder vierteln. Den Sesam in einer trockenen Pfanne goldbraun rösten, dann beiseite stellen und abkühlen lassen.

3 Für das Dressing den Essig mit der Sojasauce, Salz, Pfeffer und Ingwer verquirlen. Raps- und Sesamöl unterschlagen. Alle Salatzutaten – Erbsen, Romanasalat, Sprossen, Frühlingszwiebel und Erdbeeren – mit dem Dressing vermischen. Den Salat auf einem großen Teller anrichten und mit dem Sesam bestreuen.

Variante: Statt mit Erdbeeren können Sie den Salat auch mit Litschis aus der Dose zubereiten, wenn sie ungesüßt sind.

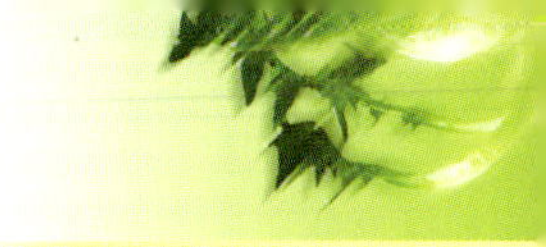

Ratatouille-Salat mit Mozzarella

Ausflug in die Provence

Zutaten

für 1 Portion

- 1 kleine Zucchini (etwa 150 g)
- 1 kleine gelbe Paprikaschote
- 1 kleine weiße Zwiebel
- 1 Knoblauchzehe
- 1 $^1/_2$ EL Olivenöl
- 3 EL Gemüsebrühe
- Je $^1/_2$ TL Thymian und Rosmarin (frisch gehackt oder getrocknet)
- 1 Tomate
- 40 g Mozzarella
- 1 EL Rotweinessig
- Salz, schwarzer Pfeffer
- 4–5 Basilikumblätter

1 Die Zucchini waschen, putzen, längs halbieren und in dünne Scheiben schneiden. Paprikaschote waschen, putzen und in etwa 2 Zentimeter große Stücke schneiden. Die Zwiebel und die Knoblauchzehe schälen und fein würfeln.

2 1 Esslöffel Öl erhitzen, die Zwiebel und die Knoblauchzehe darin glasig dünsten. Zucchini- und Paprikastücke dazugeben und etwa 3 Minuten unter Wenden mitdünsten. Die Brühe und die Kräuter dazugeben, alles bei mittlerer Hitze zugedeckt etwa 10 Minuten schmoren lassen.

3 Die Tomate waschen, vom Blütenansatz befreien und achteln. Den Mozzarella würfeln.

4 Das Gemüse vom Herd nehmen, mit dem Essig, dem übrigen Öl, Salz und Pfeffer abschmecken. Die Tomate und den Mozzarella unterheben. Die Basilikumblätter abzupfen, hacken und obendrauf streuen.

Tipp: Der Salat schmeckt am besten lauwarm. Sie können ihn aber auch am Abend zubereiten, über Nacht im Kühlschrank durchziehen lassen und am nächsten Tag mit ins Büro nehmen.

Linsensalat mit Aprikosen

Eiweiß- und Mineralienpower

Zutaten

für 1 Portion

50 g Berglinsen oder Le-Puy-Linsen
2 Aprikosen
1/2 unbehandelte Zitrone
Salz, schwarzer Pfeffer
1/2 TL Curry
1 EL Olivenöl
1 haselnussgroßes Stück Ingwer
1/2 Bund Petersilie

1 Die Linsen in 1/2 Liter kaltem Wasser zum Kochen bringen und in etwa 20 Minuten bissfest garen, dann abgießen und abtropfen lassen.

2 Inzwischen die Aprikosen waschen, halbieren, entsteinen und in dünne Spalten schneiden. Mit den lauwarmen Linsen auf einem Teller anrichten.

3 Die Zitrone heiß waschen, abtrocknen und die Schale fein abreiben, den Saft auspressen. Den Zitronensaft mit dem Salz, Pfeffer, Curry und Olivenöl verrühren. Den Ingwer schälen und winzig klein würfeln oder fein reiben. Die Petersilie waschen, trockenschütteln, abzupfen und hacken. Beides unter die Sauce mischen, über den Linsen-Aprikosen-Salat träufeln und 10 Minuten durchziehen lassen.

Variante: Außerhalb der Aprikosensaison können Sie auch einen kleinen säuerlichen Apfel für den Salat nehmen.

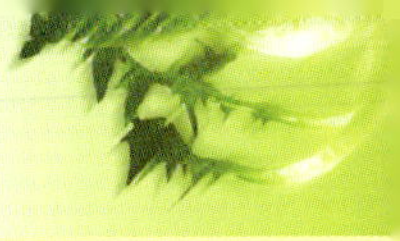

Kichererbsensalat

Erbse für Erbse Energie

1. Die Kichererbsen abgießen und gut abtropfen lassen. Die Zwiebel schälen und fein würfeln. Die Tomaten waschen und halbieren.
2. Eine kleine Schüssel mit der Knoblauchzehe kräftig ausreiben. Darin Essig, Salz, Pfeffer und Olivenöl verrühren. Die Kichererbsen, die Zwiebelwürfel und die Tomaten vorsichtig in der Vinaigrette wenden. Die Petersilie abbrausen, abzupfen, hacken und untermischen. Den Jogurt als Klecks obendrauf geben.

Tipp: Geduldige können die Kichererbsen natürlich auch frisch zubereiten: getrocknete Kichererbsen über Nacht einweichen, am nächsten Tag mit reichlich frischem Wasser zum Kochen aufsetzen. Bei milder Hitze 50 bis 60 Minuten garen, bis die Kichererbsen weich sind. Am besten gleich eine größere Menge auf Vorrat kochen und portionsweise einfrieren.

Zutaten

für 1 Portion

100 g Kichererbsen (aus der Dose)
1/2 kleine rote Zwiebel
4–5 Kirschtomaten (etwa 80 g)
1/2 Knoblauchzehe (zum Ausreiben)
1 EL Rotweinessig
Salz, schwarzer Pfeffer
1 EL Olivenöl
3 Zweige Petersilie
2 EL Magermilchjogurt

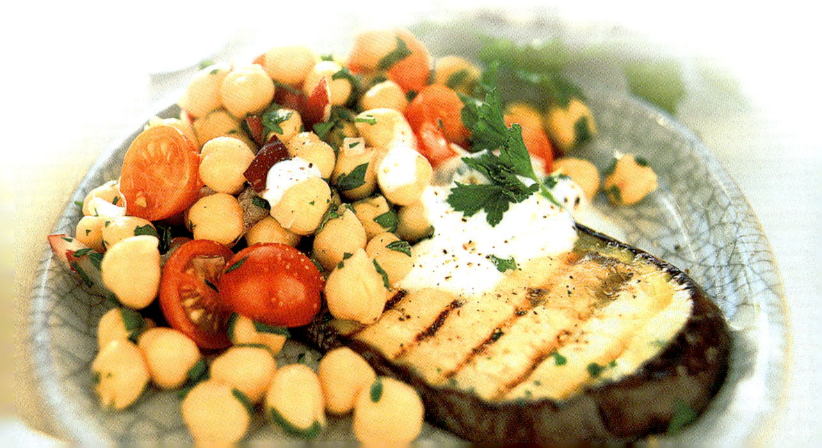

Salat aus Meeresfrüchten

Zutaten

für 1 Portion

1–2 Kopfsalatblätter
100 g Rotbarsch- oder Kabeljaufilet
60 g kleine Tintenfische
1 EL Erdnussöl
1 Frühlingszwiebel
1 kleine Möhre (etwa 60 g)
50 g frische Mungobohnensprossen
1 haselnussgroßes Stück Ingwer
1/2 frische rote Chilischote
1–2 EL Limettensaft
2 TL Fischsauce
1/4 TL Vollrohrzucker
Salz
1 EL ungesalzene geschälte Erdnüsse

1 Die Salatblätter waschen, trockenschütteln und auf einem Teller ausbreiten.

2 Das Fischfilet waschen und trockentupfen. Die Tintenfische putzen, waschen, gut abtrocknen und in feine Ringe schneiden. Das Öl erhitzen und das Fischfilet darin auf beiden Seiten 3 bis 4 Minuten braten, herausnehmen und in mundgerechte Stücke schneiden. Anschließend den Tintenfisch im heißen Fett 1 bis 2 Minuten unter Rühren dünsten. Fisch und Tintenfisch auf dem Salat anrichten, Dünstflüssigkeit darüber träufeln.

3 Frühlingszwiebel und Möhre waschen und putzen oder schälen und in feine Streifen schneiden. Die Sprossen gut abspülen und abtropfen lassen. Den Ingwer schälen und fein würfeln. Die Chilischote waschen, putzen und in winzig kleine Würfel schneiden. Alle Zutaten vermischen, um den Fisch herum anrichten. Limettensaft, Fischsauce, Zucker und Salz verrühren und über den Salat träufeln. Die Erdnüsse hacken und darüber streuen.

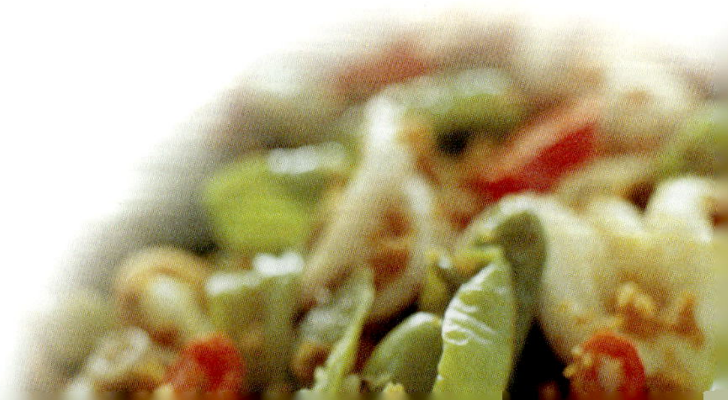

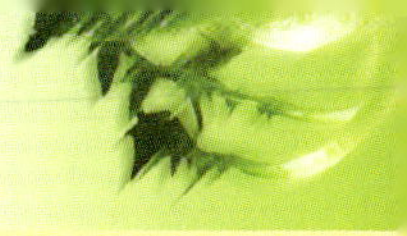

Hühnersuppe mit Gemüsestreifen

Antrieb für den Stoffwechsel

1 Das Huhn waschen, mit 2 Liter Wasser in einem großen Topf langsam zum Kochen bringen. Zwiebel und Knoblauch schälen und hacken. Suppengrün waschen, putzen und grob zerteilen. Die Petersilie abbrausen und trockenschütteln.

2 Zwiebel, Knoblauch, Suppengrün, drei Zweige Petersilie, Lorbeer, Pfefferkörner und 2 Teelöffel Salz in den Topf geben, alles bei milder Hitze zugedeckt 2 Stunden leise köcheln lassen.

3 Inzwischen die Zucchini waschen und putzen, Möhren und Petersilienwurzel schälen, alles Gemüse in streichholzdünne Stifte (Julienne) schneiden. Die Suppe durch ein feines Sieb gießen, erneut aufkochen lassen. Gemüse zugeben und bei mittlerer Hitze 10 Minuten darin köcheln.

4 Das Fleisch von den Knochen ablösen, klein schneiden und in der Suppe erhitzen. Mit Salz und Pfeffer abschmecken. Übrige Petersilie hacken und aufstreuen.

Asiatische Variante: Die Hühnersuppe zusätzlich mit 3 Esslöffel Sojasauce und 2 Teelöffel fein geriebenem Ingwer würzen. Gemüseeinlage: vier fein geschnittene Frühlingszwiebeln, 150 Gramm Shiitakepilze und zwei gestiftelte Möhren.

Zutaten

für 4 Portionen

1 küchenfertiges Huhn (etwa 1,5 kg)
1 Zwiebel
1 Knoblauchzehe
1 Bund Suppengrün
1 Bund Petersilie
1 Lorbeerblatt
5 schwarze Pfefferkörner
Salz, schwarzer Pfeffer
1 Zucchini (etwa 150 g)
2 Möhren
1 Petersilienwurzel

Powersoup

Für Gemüse-Typen

Zutaten

für 3–4 Portionen

1 weiße Zwiebel
1 haselnussgroßes Stück Ingwer
1 Knoblauchzehe
500 g reife Tomaten
1 kleine rote Peperoni
2 EL Olivenöl
Salz, schwarzer Pfeffer
1/2 TL zerstoßene Koriandersamen
1 l Gemüsebrühe
250 g junger Wirsing
Je 1 kleine rote und gelbe Paprikaschote
1 dünne Stange Lauch (etwa 200 g)
125 g Staudensellerie
1 EL Zitronensaft
2 TL Leinöl

1 Zwiebel, Ingwer und Knoblauch schälen und fein hacken. Tomaten waschen und würfeln. Peperoni putzen, waschen, längs aufschneiden und entkernen.

2 Das Olivenöl in einem Topf erhitzen. Zwiebel, Ingwer und Knoblauch darin andünsten. Mit Salz, Pfeffer und Koriander würzen. Mit der Brühe auffüllen und einmal aufkochen lassen. Tomaten und Peperoni dazugeben, etwa 30 Minuten köcheln lassen.

3 Das Gemüse waschen und putzen oder schälen. Wirsing vierteln, Wirsingblätter zuerst in Streifen, dann in Rauten schneiden. Die Paprikaschoten in kleine Stücke schneiden. Lauch in dünne Ringe und Sellerie in feine Scheiben schneiden.

4 Den Tomatensud durch ein Sieb passieren und erneut aufkochen lassen. Das Gemüse dazugeben und darin bei schwacher Hitze etwa 10 Minuten ohne Deckel garen. Den Eintopf mit Salz, Pfeffer und Zitronensaft würzen und etwa 5 Minuten ziehen lassen. Dann die Gemüsesuppe mit dem Pürierstab oder im Mixer glatt pürieren. Leinöl darunter rühren.

Tipp: Die Suppe in einem Vorratsgefäß gut verschließen und mit an den Arbeitsplatz nehmen. Kalt oder warm mit frisch gehackten Kräutern aus einem tiefen Teller löffeln oder als Drink mit einem dicken Trinkhalm aus dem Glas schlürfen.

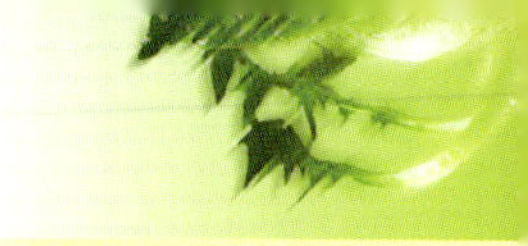

Calalou – Grüne Suppe

Karibikpower für die Zellen

1 Die Mangoldblätter waschen und putzen, die Stiele klein würfeln, die Blätter in feine Streifen schneiden. Die Kartoffel schälen und klein würfeln. Zwiebel und Knoblauch schälen, Chilischote putzen und entkernen – alles fein würfeln.

2 Das Öl in einem Topf erhitzen, Zwiebel-, Knoblauch- und Chiliwürfel darin andünsten. Die Mangoldstiele und Kartoffelwürfel hinzufügen und etwa 5 Minuten bei mittlerer Hitze mitdünsten. Gehacktes Mangoldgrün dazugeben, mit Brühe und Kokosmilch aufgießen. Mit Thymian, Piment, Salz und Pfeffer abschmecken und die Gemüse bei milder Hitze etwa 10 Minuten köcheln lassen.

3 Zwei Drittel des Gemüses glatt pürieren, wieder erhitzen. Das Hähnchenfilet waschen, trockentupfen und in feine Streifen schneiden. In die Suppe geben und diese bei schwacher Hitze noch etwa 5 Minuten leise köcheln lassen. Übriges Gemüse zufügen. Schnittlauch waschen und fein schneiden. Vor dem Servieren auf die Suppe streuen.

Variante: Calalou heißt die kreolische Nationalsuppe, die Sie alternativ mit frischem Spinat, Grünkohl oder Wirsing zubereiten können. Statt Hähnchenfleisch können Sie auch Garnelen oder ausgelöstes Krebsfleisch in die Suppe geben.

Zutaten

für 1 Portion

2 Mangoldblätter (etwa 150 g)
1 kleine mehlig kochende Kartoffel (etwa 50 g)
1 kleine Zwiebel
1 Knoblauchzehe
1 kleine grüne Chilischote
2 TL Olivenöl
200 ml Gemüsebrühe
1/8 l ungesüßte Kokosmilch (aus der Dose)
1/2 TL getrockneter Thymian
1/4 TL gemahlener Piment
Salz, schwarzer Pfeffer
100 g Hähnchenfilet
1/2 Bund Schnittlauch

Chili-Tomatensuppe mit Cashewkernen

Vitalstoff-Verwöhnprogramm

Zutaten

für 1 Portion

1 kleine Möhre (etwa 60 g)
1 Stange Staudensellerie (etwa 50 g)
1 kleine Zwiebel
1 kleine Knoblauchzehe
1 EL Olivenöl
1/4 l Biotomatensaft
1/8 l Gemüsefond (aus dem Glas)
40 g Mozzarella light (32 % Fett i.Tr.)
1 EL Cashewkerne
3–4 Zweige Basilikum
Salz, schwarzer Pfeffer
1/2 TL Chilipulver

1 Möhre und Sellerie putzen, schälen oder waschen und in kleine Würfel schneiden. Die Zwiebel pellen und ebenfalls klein würfeln. Den Knoblauch schälen und zerdrücken.

2 Das Öl erhitzen, Zwiebel und Knoblauch darin glasig dünsten. Möhren- und Selleriewürfel hinzufügen und 3 Minuten mitdünsten. Tomatensaft und Fond angießen und im offenen Topf 10 Minuten köcheln lassen.

3 Inzwischen den Mozzarella in kleine Würfel schneiden. Die Cashewkerne hacken. Das Basilikum waschen, trockenschütteln, abzupfen und grob hacken.

4 Die Suppe mit Salz, Pfeffer und Chilipulver abschmecken. Den Mozzarella in die Suppe geben, die Cashewkerne und das Basilikum aufstreuen.

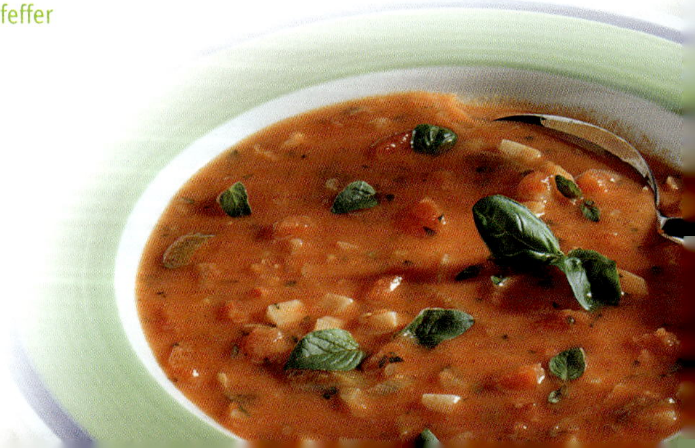

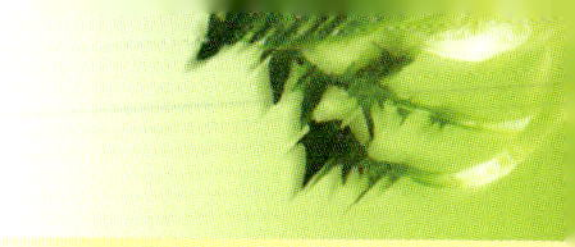

Kräuter-Pilz-Suppe mit Tofu

Leicht + schnell

Zutaten

für 1 Portion

- 100 g kleine Champignons
- 50 g Shiitakepilze
- 2 Frühlingszwiebeln
- 1 Knoblauchzehe
- 1 TL Rapsöl
- Salz, schwarzer Pfeffer
- 300 ml Gemüsefond oder -brühe
- 1 EL Sojasauce
- 80 g Tofu
- Je 2 Zweige Petersilie, Schnittlauch und Basilikum
- 1–2 TL Zitronensaft

1 Die Champignons abreiben, putzen und in feine Scheibchen schneiden. Shiitakepilze abreiben, die Stiele entfernen und die Pilzhüte ebenfalls in dünne Scheiben schneiden. Die Frühlingszwiebeln waschen, putzen und in dünne Ringe schneiden. Die Knoblauchzehe schälen und fein würfeln.

2 Das Öl erhitzen, die Frühlingszwiebeln, den Knoblauch und die Pilze dazugeben und etwa 3 Minuten scharf anbraten. Mit Salz und Pfeffer würzen. Den Fond oder die Brühe angießen, aufkochen und mit der Sojasauce abschmecken. Zugedeckt noch etwa 5 Minuten leise köcheln lassen.

3 Inzwischen den Tofu in kleine Würfel schneiden. Die Kräuter waschen, trockenschütteln, die Blätter abzupfen und hacken. Kräuter und Tofu in die Suppe rühren, mit Salz, Pfeffer und Zitronensaft abschmecken.

Variante: Besonders aromatisch wird die Suppe, wenn Sie anstelle des frisch marinierten Tofus geräucherten Tofu aus dem Reformhaus oder Naturkostladen verwenden.

Rote Paprikacremesuppe

Liefert Fatburner-Eiweiß

Zutaten

für 1 Portion

1 kleine rote Paprikaschote
1/2 kleine Zwiebel
40 g rote Linsen
1 TL Rapsöl
1 TL edelsüßes Paprikapulver
200 ml Gemüsefond oder -brühe
Salz, schwarzer Pfeffer
1/4 TL gemahlener Kreuzkümmel
1 Messerspitze rosenscharfes Paprikapulver
1–2 TL Zitronensaft
1 EL saure Sahne
1 EL Schnittlauchröllchen

1 Die Paprikaschote waschen, putzen und in kleine Würfel schneiden. Die Zwiebel schälen und fein hacken. Die Linsen abbrausen und abtropfen lassen.

2 Das Öl in einem Topf erhitzen, die Zwiebelwürfel darin glasig dünsten. Die Paprikawürfel und die Linsen dazugeben und bei mittlerer Hitze etwa 3 Minuten mitdünsten. Das edelsüße Paprikapulver unterrühren und kurz anschwitzen. Den Fond oder die Brühe angießen und langsam zum Kochen bringen. Mit Salz, Pfeffer, Kreuzkümmel und rosenscharfem Paprika würzen. Die Suppe zugedeckt bei milder Hitze etwa 10 Minuten köcheln lassen. Vom Herd nehmen und glatt pürieren, mit dem Zitronensaft abschmecken.

3 Die Suppe in einen tiefen Teller füllen, die saure Sahne darauf geben und spiralförmig verziehen. Mit dem Schnittlauch bestreuen.

Tipp: Sie können die Suppe gut vorbereiten, mit ins Büro nehmen und in der Mikrowelle erhitzen.

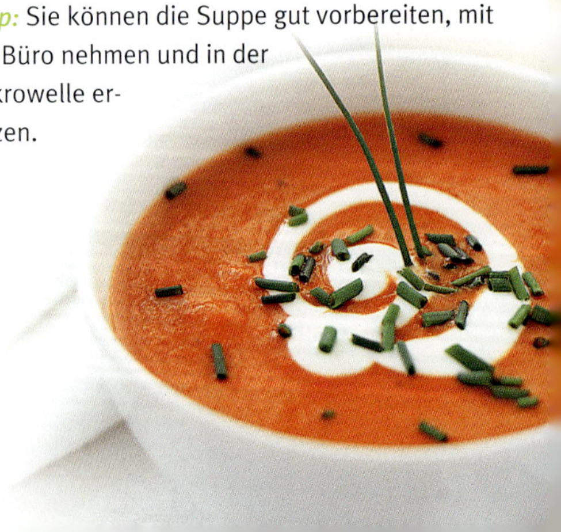

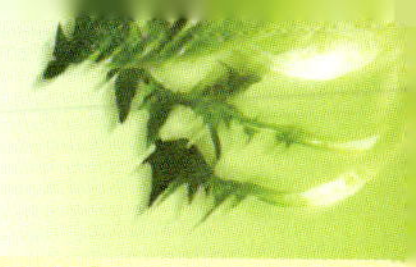

Kalte Fischsuppe mit Orangen

Treibt die Schilddrüse an

1 Die Orange heiß waschen, trockenreiben und etwa $^{1}/_{2}$ Teelöffel Schale abreiben. Die Orange samt der weißen Haut schälen, die Filets herausschneiden und den abtropfenden Saft dabei auffangen. Die Orangenfilets in kleine Stücke schneiden, die übrigen Trennwände ausdrücken. Die Chilischote putzen, entkernen und sehr fein würfeln.

2 Den Fischfond mit dem abgetropften Orangensaft, der Orangenschale, der Chilischote und dem Limettensaft verrühren. Mit Salz und Pfeffer würzen. Die Suppe kalt stellen.

3 Das Seeteufelfilet in mundgerechte Stücke schneiden. In einer beschichteten Pfanne im heißen Öl bei mittlerer Hitze etwa 3 Minuten braten. Mit etwas Salz und Pfeffer bestreuen und in der Suppe anrichten. Das Koriandergrün waschen, abzupfen, grob hacken und obendrauf streuen.

Variante: Ebenso gut passen gebratene Garnelen statt des Seeteufelfilets in die Suppe.

Zutaten

für 1 Portion

1 kleine unbehandelte Orange
$^{1}/_{2}$ kleine rote Chilischote
$^{1}/_{4}$ l eiskalter Fischfond (aus dem Glas)
2 EL Limettensaft
Salz, schwarzer Pfeffer
100 g Seeteufelfilet
1 TL kaltgepresstes Rapsöl
3 Zweige Koriandergrün

Selleriecremesuppe mit Gremolata

Erfrischend italienisch

Zutaten

für 1 Portion

200 g junger Knollensellerie
1 Schalotte
1 TL Butter
2 TL Weizen- oder Dinkelvollkornmehl
1/4 l Gemüsebrühe
1/2 Zitrone mit unbehandelter Schale
2 Walnusskerne
4 Zweige Petersilie
Salz, schwarzer Pfeffer
Frisch geriebene Muskatnuss

1 Den Sellerie putzen, schälen und in möglichst kleine Würfel schneiden. Die Schalotte abziehen und fein würfeln.

2 Die Butter in einem Topf zerlassen, die Schalotte und den Sellerie darin bei mittlerer Hitze etwa 5 Minuten andünsten. Mit dem Vollkornmehl bestäuben und kurz anschwitzen. Die Brühe angießen, aufkochen und alles etwa 7 Minuten köcheln lassen, bis der Sellerie weich ist.

3 Inzwischen die Zitrone heiß waschen, abtrocknen, von der Zitronenhälfte etwas Schale ohne die weiße Haut abziehen und winzig klein würfeln. Die Walnüsse fein hacken. Die Petersilie waschen, abzupfen und ebenfalls hacken. Alle Zutaten für die Gremolata – die Zitronenschale, Nüsse und Petersilie – in einer kleinen Schüssel mischen, mit Folie abdecken.

4 Den Topf vom Herd nehmen und die Suppe glatt pürieren. Mit Salz, Pfeffer, Muskat und 1 bis 2 Teelöffel Zitronensaft abschmecken. Anrichten und mit der Gremolata bestreuen.

Tipp: Den restlichen Sellerie für die nächste Gemüsepfanne oder Rohkost mit verwenden.

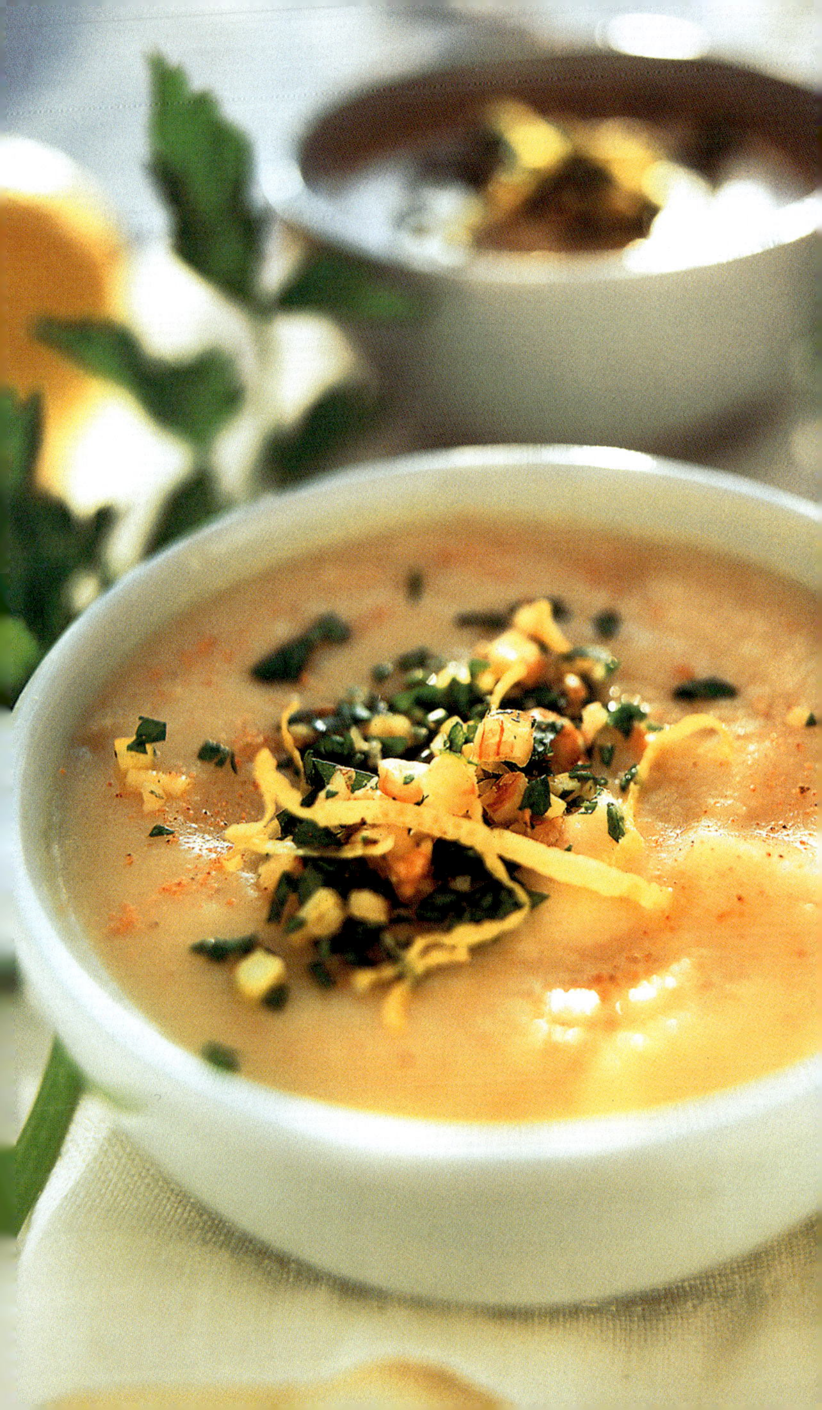

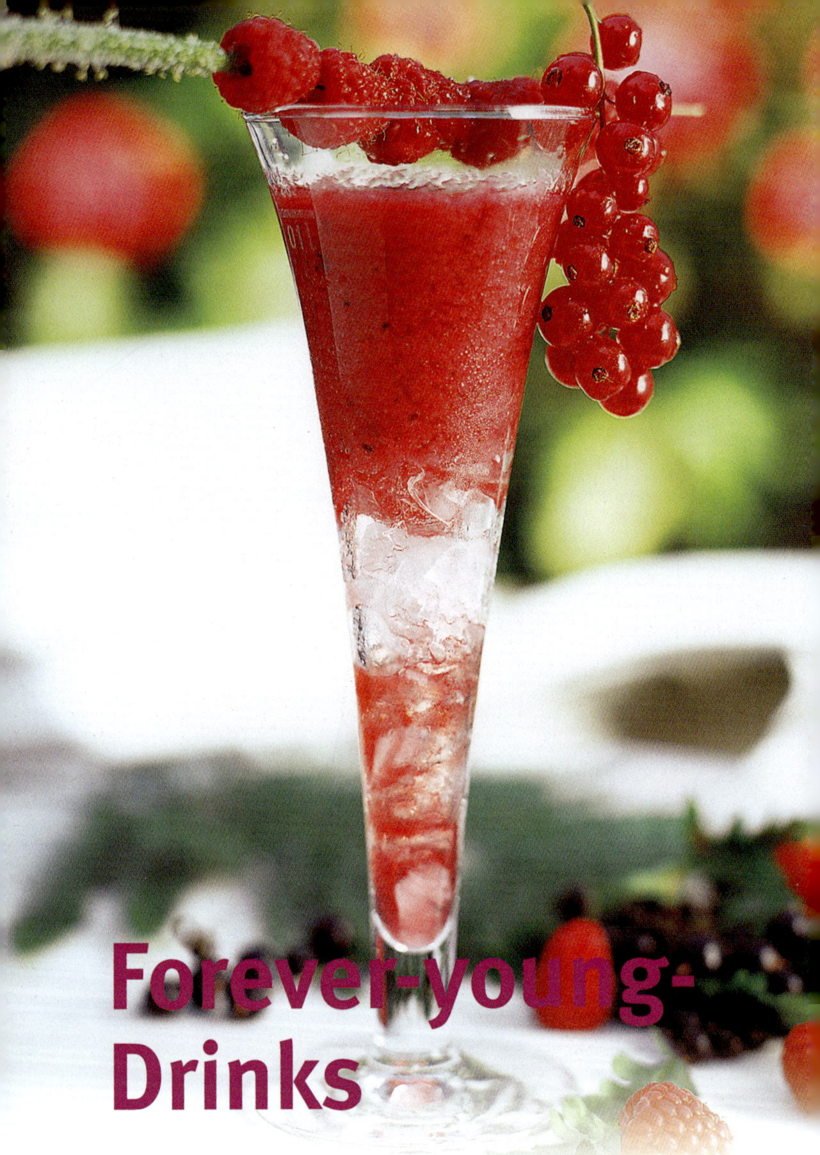

Forever-young-Drinks

Das wurmt Asterix bis heute. Dass ihm Miraculix immer noch nicht verrät, aus welchen Zutaten er seinen Zaubertrank braut. Da sind wir auskunftsfreudiger. Für unsere Drinks brauchen Sie Birnen, Beeren, Butter- oder Sojamilch und vieles mehr. Das macht Sie stark – ganz ohne Mistelzweige.

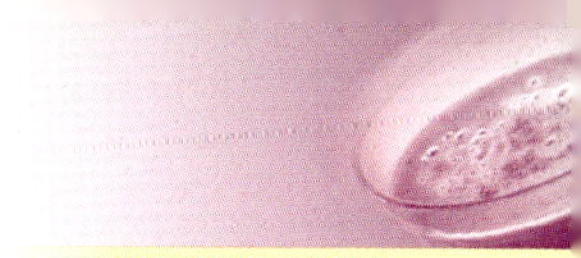

Meine besten Trink-dich-fit-Tipps

Das Wunderpulver 2 Esslöffel Pulver in einem Glas Milch cremig verquirlen. Trinken. Immunsystem stärken. Herzinfarkt vorbeugen. Muskeln aufbauen. Schlank werden. Fröhlichkeit tanken. Konzentration schärfen. Leistungskraft steigern. Libido fördern. Krebs vorbeugen. Jung alt werden. Aha. Für so ein Wunderpulver würde doch der Mensch eigentlich ein Vermögen hinlegen. Es heißt Eiweißpulver. Aus einer Pflanze gewonnen. Aus Soja. Sollten Sie einfach mal probieren.

Das richtige Eiweißkonzentrat Ein Shake mit einem guten Eiweißkonzentrat ist unkompliziert, frei von gesättigten Fetten, Gicht erregenden Purinen, Cholesterin. Und leicht. Viele der Diätpulver, die auf dem Markt sind, enthalten auch Kohlenhydrate und Fette, damit ein Shake eine ganze Mahlzeit ersetzt. Warum? Mir ist ein reines Eiweißpulver, das man mit natürlichen Kohlenhydraten in Form von Obst mischt, viel lieber. Natürlich sollte es eine hohe biologische Wertigkeit haben – über 100. Und Carnitin enthalten, das die Fettverbrennung anregt.

Gute-Laune-Drinks Mal was anderes als Champagner – und viel gesünder: Eiweiß und Biostoffe aus Obst oder Gemüse liefern die Grundlage für Glücksbotenstoffe. Auf einmal bildet Ihr Körper wieder mehr Serotonin oder Endorphine – und die machen einen neuen Menschen aus Ihnen.

Wann soll man sich Fitness shaken? Keine gesunde Mahlzeit greifbar? Statt Currywurst mit Pommes oder eines Sandwiches shaken Sie sich lieber einen Eiweiß-Früchte-Drink. Auch wer abnehmen muss, hat mit den Fitnessdrinks alle Vitalstoffe, die der Körper braucht – und kaum Kalorien. Sportlich aktive Menschen können mit Proteinkonzentraten verhindern, dass der Körper zum Muskelaufbau das Immunsystem annagt.

Managerdoping Jeder Drink ist geeignete Denkernahrung. Am besten füllt man schon morgens die über Nacht geleerten Biostoffdepots auf. Das Gehirn hat dann genügend Nachschub für Gelassenheit, Kreativität und Geistesblitze. Unsere Drinks enthalten alle Biostoffe, die Ihre 70 Billionen Zellen brauchen, um sich immer wieder neu zu regenerieren. Zusatzgarantie: Kein Jungbrunnen schmeckt besser.

Schlank mit Fitnessdrinks Es gibt keine Diät, die funktioniert, wenn sie nicht genügend Eiweiß liefert. Eiweiß macht satt. Eiweiß verhindert, dass der Körper seine eigenen Muskeln annagt. Den Ort, wo Fett verbrennt. Eiweiß sorgt dafür, dass Kalorien als Wärme über die Haut verpuffen. Sie verbrennen jeden Tag 100 Kalorien extra. Klingt nicht viel. Macht aber 36 500 im Jahr. 5,2 Kilogramm pures Fett. Einfach durch Eiweißessen. Machen Sie den Test: Leben Sie eine Woche lang nur von unseren Fitnessdrinks. Da steckt alles drin, was Ihr Körper braucht.

Natürlich plus natürliche Eiweißquellen Buttermilch liefert Eiweiß ohne Fett, ist deshalb ein Jungbrunnen für jede Körperzelle. Auch der leicht moussierende, säuerlich aromatische Kefir – das Getränk der Hundertjährigen – gehört in die Forever-young-Küche. Oder Molke. Oder Sauermilch. Oder Sojamilch. Wechseln Sie ab. Mit Früchten kombiniert locken Sie die Glückshormone. Beispielsweise mit Beeren-Smoothie oder Mango-Lassi auf Seite 82 oder …

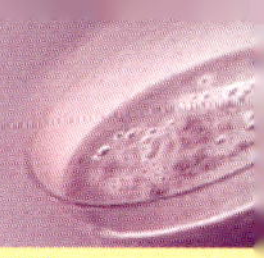

Beeren-Smoothie

Balsam für die Nerven

Zutaten

für 1 Drink

80 g gemischte frische oder tiefgekühlte Beeren (z. B. Himbeeren, rote und schwarze Johannisbeeren)
2 TL Ahornsirup
2 EL frisch gepresster Orangensaft
1 Stück angefrorene Banane (ohne Schale, etwa 40 g)
2 EL Eiweißpulver (aus der Apotheke)
1/8 l eiskaltes kohlensäurehaltiges Mineralwasser

1 Die Beeren falls nötig kurz abbrausen, vorsichtig trockentupfen und verlesen. Gefrorene Beeren antauen lassen. Von den roten Johannisbeeren einen schönen Zweig für die Garnierung beiseite legen. Die übrigen Johannisbeeren abzupfen, alle Beeren in den Mixer geben. Den Ahornsirup und den Orangensaft hinzufügen und alles 15 Sekunden fein pürieren.

2 Die angefrorene Banane grob zerteilen. Mit dem Eiweißpulver und dem Wasser dazugeben und alles 15 Sekunden kräftig durchmixen.

3 Die Mischung in ein gefrostetes Cocktailglas gießen. Den beiseite gelegten Johannisbeerzweig über den Glasrand hängen. Den Drink mit einem dicken Trinkhalm servieren.

Variante: Ebenso sämig wird der Drink, wenn Sie statt der Banane ein gefrorenes Papayastück mit den Beeren mixen.

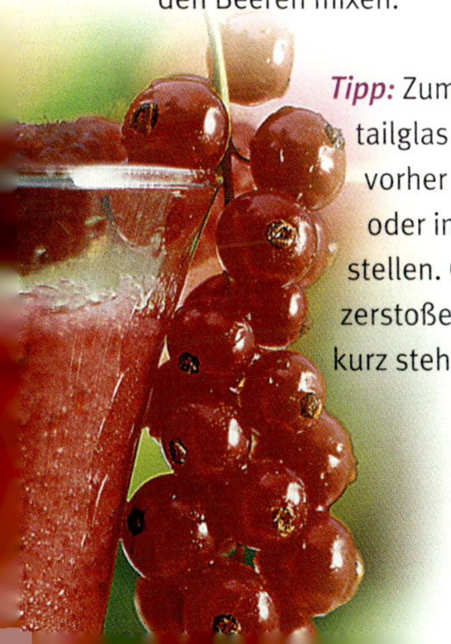

Tipp: Zum Frosten das Cocktailglas einige Stunden vorher in ein Kühlfach oder in die Tiefkühltruhe stellen. Oder das Glas mit zerstoßenem Eis füllen und kurz stehen lassen.

Gurken-Kräuter-Shake

Grüner Fitnesscocktail

Zutaten

für 1 Drink

2 Zweige Basilikum
3 Zweige Dill
1 Minigurke
(etwa 100 g)
150 ml eiskalte
Buttermilch
2 EL Eiweißpulver
(aus der Apotheke)
Salz, schwarzer Pfeffer

1 Das Basilikum und den Dill abbrausen, trockenschütteln und die Blätter bis auf ein Zweiglein zum Garnieren abzupfen. Die Gurke waschen, drei dünne Scheiben zum Garnieren abschneiden und beiseite legen. Die übrige Gurke schälen, längs halbieren und in kleine Würfel schneiden. Mit den Kräutern in den Mixer geben.

2 Die Buttermilch und das Eiweißpulver dazugeben und alles fein pürieren. Mit Salz und Pfeffer würzen. Die Mischung in ein hohes Glas abgießen. Die Gurkenscheiben auf einen kleinen Holzspieß stecken und auf den Glasrand legen. Mit einem Kräuterzweiglein garnieren.

Variante: Mögen Sie den Drink noch etwas frischer, nehmen Sie anstelle der Buttermilch Kefir. Fügen Sie zur Kräutermischung noch ein Zweiglein frische Minze dazu.

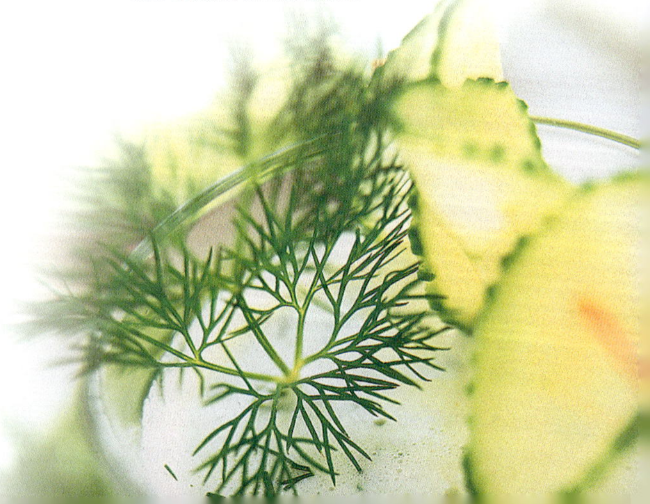

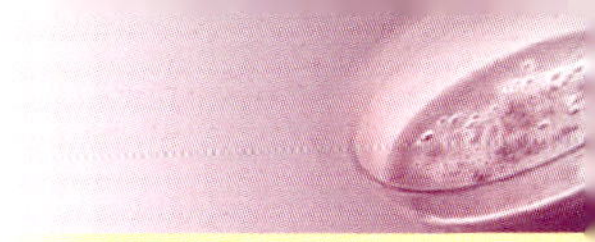

Zitrus-Energydrink

Power für die Abwehr

Zutaten

für 1 Drink

2 kleine Kiwis
1 Orange
1/2 rosa Grapefruit
1/2 Vanilleschote
2 EL Eiweißpulver (aus der Apotheke)
1 TL Akazienhonig
3 Eiswürfel

1 Die Kiwis schälen, von einer Frucht eine Scheibe zum Garnieren abschneiden. Das übrige Kiwifleisch klein schneiden und in den Mixer geben. Von der Schale der Orange einen Streifen spiralförmig abschälen und für die Garnitur beiseite legen. Den Orangen- und Grapefruitsaft auspressen, zu den Kiwis in den Mixer gießen und alles fein pürieren.

2 Die Vanilleschote längs aufschlitzen und das Mark herauskratzen. Das Vanillemark mit dem Eiweißpulver und Honig hinzufügen und alles 15 Sekunden kräftig durchmixen.

3 Die Eiswürfel in ein großes Glas geben, die Fruchtmischung darüber abgießen. Die Kiwischeibe einschneiden und an den Glasrand stecken, mit der Orangenschalenspirale garnieren. Den Drink mit einem Trinkhalm servieren.

Tipp: Achten Sie immer darauf, dass die Kiwis reif sind. Sie müssen auf Daumendruck leicht nachgeben.

Birnen-Sanddorn-Mix

Zutaten

für 1 Drink

1 kleine reife Birne (etwa 100 g)
1 EL Zitronensaft
$^1/_2$ Orange
1 EL Sanddorn-Vollfrucht mit Honig (aus dem Reformhaus)
2 EL Eiweißpulver (aus der Apotheke)
75 ml Karottensaft
1 Zweig Zitronenmelisse

1 Die Birne vierteln, schälen und entkernen. Die Birnenstücke raspeln, in den Mixer geben und sofort mit dem Zitronensaft beträufeln, damit sie nicht braun werden. Den Saft der Orange auspressen, mit dem Sanddornmark in den Mixer geben. Alles fein pürieren.

2 Das Eiweißpulver und den Karottensaft dazugeben und alles kurz und kräftig durchmixen. Den Drink in ein hohes Becherglas gießen, mit etwas Zitronenmelisse garnieren und nach Belieben mit einem Trinkhalm servieren.

Tipp: Wenn es schnell gehen muss – die Birne durch ungesüßten Birnensaft ersetzen und alle Zutaten mit dem Schneebesen in einem Rührbecher verquirlen. In eine Thermoskanne füllen und mit ins Büro nehmen.

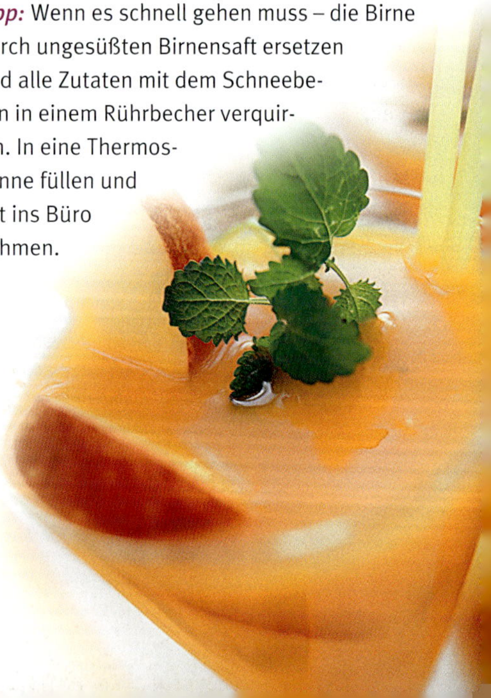

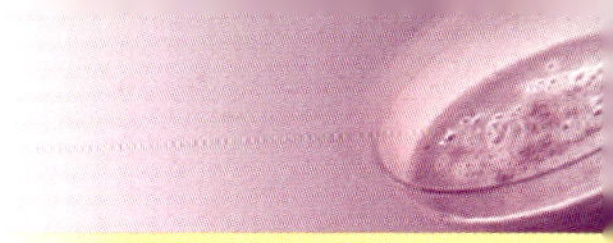

Erdbeer-Buttermilch-Shake

Fatburner-Drink

1 Die Erdbeeren waschen, vorsichtig trockentupfen, eine kleine Erdbeere zum Garnieren beiseite legen. Den Rest von den grünen Kelchblättern befreien und klein schneiden. In den Mixer geben, den Birnendicksaft und Sauerkirschsaft hinzufügen. Alles etwa 15 Sekunden lang fein pürieren.

2 Die Buttermilch und das Eiweißpulver dazugeben und alles kurz und kräftig durchmixen. Mit dem Ingwer abschmecken.

3 Den Drink in ein großes Longdrinkglas gießen und mit einem Trinkhalm servieren. Die übrige Erdbeere einschneiden und an den Glasrand stecken.

Variante: Die Erdbeeren können Sie zur Abwechslung durch Brombeeren und den Sauerkirschsaft durch frisch gepressten Grapefruit- oder Orangensaft ersetzen.

Zutaten

für 1 Drink

- 100 g Erdbeeren
- 1 TL Birnendicksaft
- 50 ml Sauerkirschsaft (Muttersaft; aus dem Reformhaus)
- 100 ml eiskalte Buttermilch
- 2 EL Eiweißpulver (aus der Apotheke)
- 1 Messerspitze gemahlener Ingwer

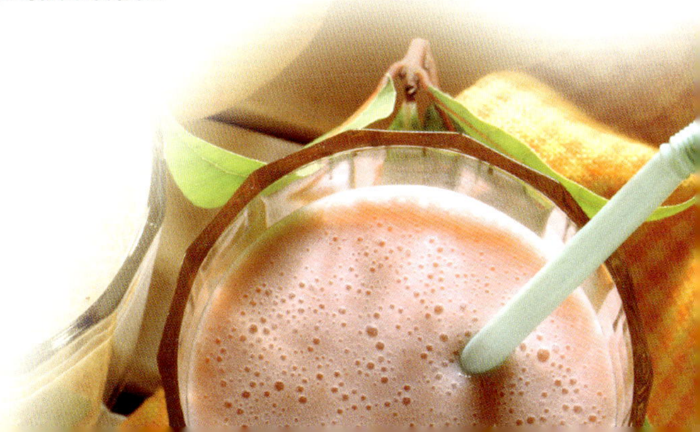

Nektarinen-Melisse-Molke

Light Summerdream

Zutaten

für 1 Drink

1 reife Nektarine (etwa 100 g)
1–2 Zweige Zitronenmelisse
2 TL Zitronensaft
200 ml eiskalte Trinkmolke
2 EL Eiweißpulver (aus der Apotheke)

1 Die Nektarine waschen, halbieren und entsteinen. Von einer Hälfte eine Spalte zum Garnieren abschneiden, das übrige Fruchtfleisch klein schneiden und in den Mixer geben. Die Zitronenmelisse kurz abbrausen, die Blätter abzupfen, grob hacken und mit dem Zitronensaft und der Hälfte der Molke hinzufügen. Alle Zutaten im Mixer fein pürieren.

2 Das Eiweißpulver und die übrige Molke angießen und alles kräftig durchmixen. Die Mischung in ein hohes Glas gießen. Die Nektarinenspalte an den Glasrand stecken, mit einem Zweiglein Zitronenmelisse garnieren. Den Drink mit einem dicken Trinkhalm servieren.

Variante: Statt der Nektarine einen Pfirsich oder eine große rote Pflaume nehmen. Vor dem Pürieren überbrühen, abschrecken und häuten, damit der Drink nicht zu dickflüssig wird.

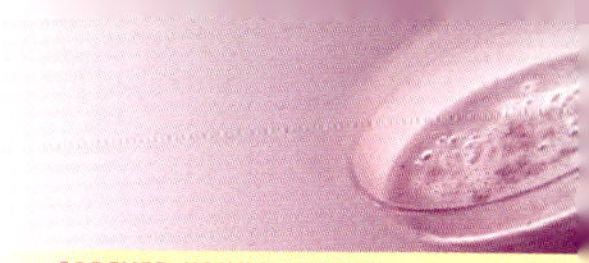

Blaubeer-Soja-Shake

Weckt die Lebensgeister

1 Die Blaubeeren nur wenn nötig waschen, vorsichtig trockentupfen und verlesen. Mit dem Zitronensaft, dem Fruchtzucker und dem Multivitaminsaft in den Mixer geben und alles 15 Sekunden fein pürieren.

2 Das Eiweißpulver und den Sojadrink dazugeben und alles kräftig durchmixen. Die Mischung in ein hohes Glas gießen und den Drink mit einem Trinkhalm servieren.

Tipp: Zehn schöne Blaubeeren auf einen kleinen Cocktailspieß stecken und als Garnitur auf das Glas legen.

Zutaten

für 1 Drink

- 100 g Blaubeeren
- 2 TL Zitronensaft
- 1 TL Fruchtzucker
- 50 ml Multivitaminsaft
- 2 EL Eiweißpulver (aus der Apotheke)
- $^{1}/_{8}$ l ungesüßter Sojadrink (aus dem Reformhaus)

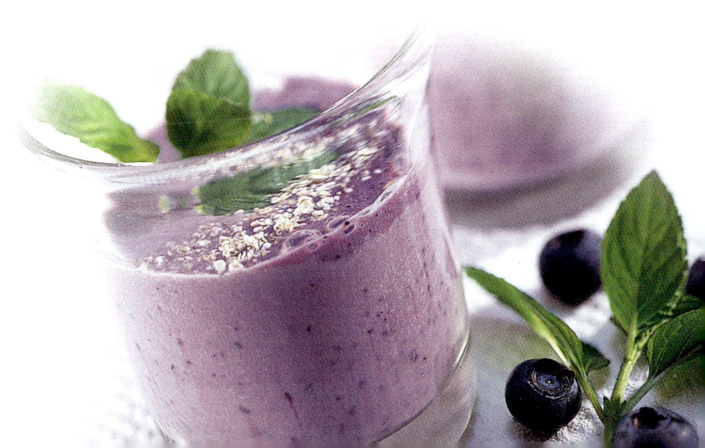

Mango-Lassi

Indisches Geheimnis

Zutaten
für 1 Drink

1 Stück reife Mango (etwa 150 g)
1 Zweig Minze
100 g Magermilchjogurt
1 TL Vollrohrzucker
1 Messerspitze Cayennepfeffer
1 Prise gemahlener Kardamom
2 EL Eiweißpulver (aus der Apotheke)
2 Eiswürfel

1 Die Mango schälen, eine Spalte zum Garnieren abschneiden und zur Seite legen. Das übrige Mangofleisch klein schneiden. Von der Minze ein Zweiglein beiseite legen, die übrigen Blätter abzupfen und fein schneiden.

2 Das Mangofleisch, die Minze, den Jogurt und den Zucker in den Mixer geben und fein pürieren. Den Cayennepfeffer, Kardamom, 100 Milliliter kaltes Wasser und das Eiweißpulver hinzufügen und alles kurz und kräftig durchmixen.

3 Die Eiswürfel in ein hohes Glas geben und die Mangomischung darüber verteilen. Die Mangospalte einschneiden und an den Glasrand stecken, mit dem Minzezweiglein garniert servieren.

Variante: Bereiten Sie den kühlen Jogurtdrink auch mal mit anderen Früchten zu – Erdbeeren, Pfirsiche, Aprikosen oder Äpfel bringen beispielsweise viel Abwechslung.

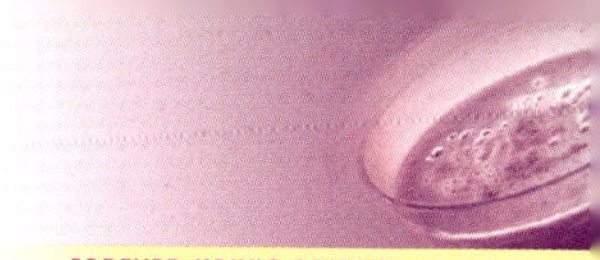

Limetten-Kefir

Das Vitamin-C-Wunder

1 Die Limette heiß waschen und abtrocknen, dann die Schale fein abreiben. Die Limette halbieren, eine Scheibe für die Garnierung abschneiden und beiseite legen. Den Limettensaft auspressen.

2 Limettensaft und -schale, Fruchtzucker und die Hälfte des Kefirs in den Mixer geben und 15 Sekunden lang gründlich vermischen. Übrigen Kefir und Eiweißpulver hinzufügen und alles gut vermixen.

3 Die Eiswürfel in ein hohes Glas geben und mit dem Limetten-Kefir auffüllen. Die Limettenscheibe einschneiden und an den Glasrand stecken. Den Drink mit einem Trinkhalm servieren.

Variante: Mixen Sie den Drink mit einem Jogurt, dann schmeckt er milder und weniger säuerlich. Sie können ihn auch als cremige Variante mit einem Stück Banane (etwa 50 Gramm) zubereiten.

Zutaten

für 1 Drink

1 Limette
2 TL Fruchtzucker
200 g eiskalter Kefir (1,5 % Fett)
2 EL Eiweißpulver (aus der Apotheke)
3 Eiswürfel

Feigen-Mandel-Milch

Fitnessmix mit Mineralien

Zutaten

für 1 Drink

2 frische Feigen (etwa 100 g)
1 TL Mandelmus (aus dem Reformhaus)
1 TL Akazienhonig
$^{1}/_{4}$ TL gemahlene Vanille (aus dem Reformhaus)
1 Prise Zimt
150 ml fettarme Milch (1,5 % Fett)
2 EL Eiweißpulver (aus der Apotheke)
3 Eiswürfel

1▸ Die Feigen vierteln und das Fruchtfleisch mit einem Teelöffel aus der Schale herauslösen. Die Feigenstücke mit dem Mandelmus, Honig, Vanille und Zimt in den Mixer geben. Die Hälfte der Milch angießen und alles gründlich pürieren.

2▸ Das Eiweißpulver und die übrige Milch dazugeben. Alles kurz durchmixen.

3▸ Die Eiswürfel in ein großes Glas geben und die Milch darüber gießen. Nach Belieben das Glas mit einer Feigenspalte und Zimtstange garnieren. Mit einem dicken Trinkhalm servieren.

Tipp: Nehmen Sie für den Drink Feigen mit einer rotbraunen, leicht violetten Hautfarbe. Sie schmecken aromatischer als grüne Feigen.

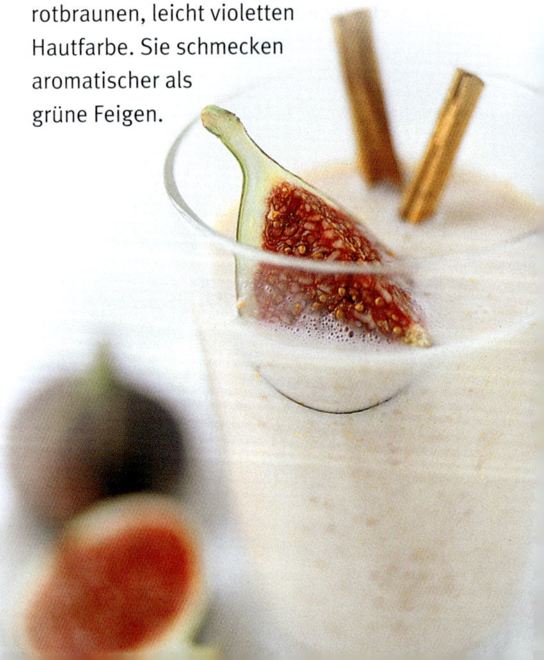

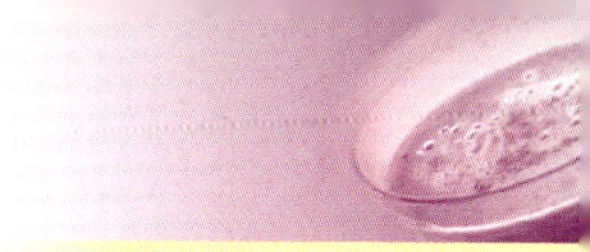

Tomatendrink

Vitalstoffkur

1 Die Grapefruit auspressen. Den Grapefruitsaft mit dem Tomaten- und Karottensaft in den Mixer oder einen hohen Rührbecher geben. Das Leinöl und das Eiweißpulver hinzufügen und alles kurz und kräftig durchmixen oder mit dem Schneebesen verrühren. Den Drink mit Salz, Pfeffer und Muskatnuss abschmecken.

2 Den Drink über die Eiswürfel in ein hohes Becherglas gießen und mit einem dicken Trinkhalm servieren.

Pikante Variante: Den Drink nach Belieben schärfen – mit 1/4 TL Sambal oelek, 2–3 Tropfen Tabasco oder 2 Messerspitzen Cayennepfeffer.

Zutaten

für 1 Drink

1/2 rosa Grapefruit
1/8 l Tomatensaft
5 EL Karottensaft
1 TL Leinöl
2 EL Eiweißpulver (aus der Apotheke)
Salz, schwarzer Pfeffer
Frisch geriebene Muskatnuss
2 Eiswürfel

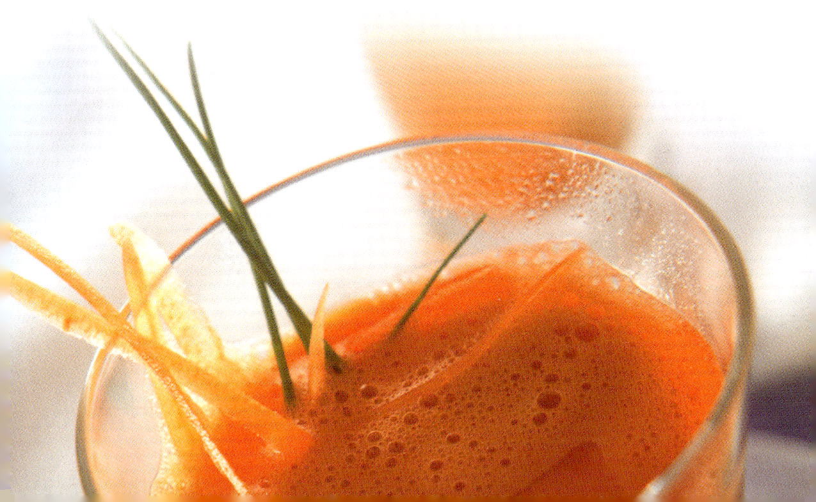

Gemüsecocktail

ACE-Power für die Zellen

Zutaten

für 1 Drink

- 1 reife Tomate
- 1 Stück grüne Paprikaschote (etwa 50 g)
- 1/4 kleine rote Zwiebel
- 75 ml Sauerkrautsaft (aus dem Reformhaus)
- 2 EL Eiweißpulver (aus der Apotheke)
- 100 ml Gemüsefond (aus dem Glas)
- 2 TL Zitronensaft
- 1 TL Olivenöl
- Salz, schwarzer Pfeffer
- 1/2 TL edelsüßes Paprikapulver

1▸ Die Tomate waschen und würfeln, dabei den Stielansatz herausschneiden. Das Paprikastück waschen, das Zwiebelstück schälen und beides fein würfeln. Tomaten-, Paprika- und Zwiebelwürfel in den Mixer geben, Sauerkrautsaft zugießen und alles fein pürieren.

2▸ Das Eiweißpulver, den Fond, den Zitronensaft und das Olivenöl dazugeben und alles kräftig durchmixen. Den Drink mit Salz, Pfeffer und edelsüßem Paprikapulver abschmecken und in ein hohes Glas gießen.

Tipp: Wer es sehr eilig hat, kann statt des frischen Gemüses 150 Milliliter fertigen Gemüsesaft aus dem Reformhaus verwenden und mit Sauerkrautsaft, Gemüsefond und Gewürzen kurz und kräftig mixen.

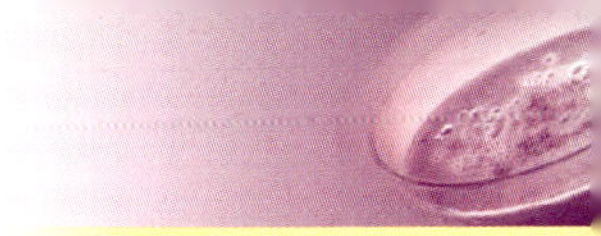

Kohlrabi-Apfel-Mix

Peppt den Stoffwechsel auf

1▸ Den Kohlrabi putzen, das Grüne abschneiden und beiseite legen. Dann den Kohlrabi schälen, in kleine Würfel schneiden und in den Mixer geben. Zitronensaft, Apfelsaft und Kefir hinzufügen und alles fein pürieren.

2▸ Das Eiweißpulver und den Honig dazugeben und alles kurz und kräftig durchmixen. Mit Salz und Pfeffer abschmecken.

3▸ Den Drink in ein großes Glas gießen. Das Kohlrabigrün feinstreifig schneiden und obendrauf streuen. Mit einem dicken Trinkhalm servieren.

Gemüsevariante: Auch Fenchel oder Staudensellerie harmonieren prima mit Apfelsaft und Kefir. Wer mag, kann den Drink vor dem Servieren noch durch ein feines Sieb streichen, um die Fasern zurückzubehalten.

Zutaten

für 1 Drink

$1/2$ kleiner zarter Kohlrabi (etwa 125 g)
2 TL Zitronensaft
50 ml ungesüßter Apfelsaft
$1/8$ l eiskalter Kefir
2 EL Eiweißpulver (aus der Apotheke)
$1/2$ TL Akazienhonig
Salz, schwarzer Pfeffer

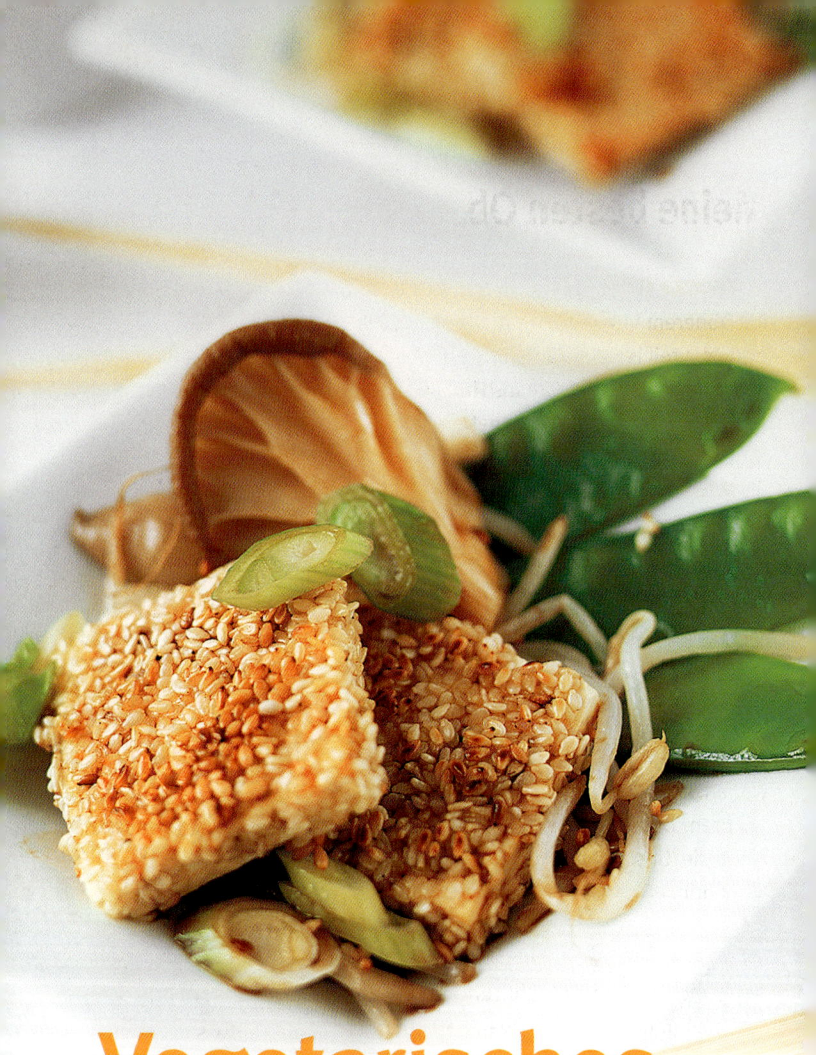

Vegetarisches

Was wäre das Leben ohne Jahreszeiten? Und der Frühling ohne Spargel, der Sommer ohne Tomaten, der Herbst ohne Kürbis und der Winter ohne Rotkraut? Geben Sie der Natur eine Chance. Genießen Sie, was sie uns auf den Teller zaubert – von Bohnensuppe mit Pesto bis Shiitake-Gratin mit Zuckerschoten.

Meine besten Obst & Gemüse-Tipps

Gehen Sie zu den Biobauern Sie kultivieren alte Sorten mit höherem Vitalstoffgehalt. Düngen nicht mit Chemie. Ernten, wenn das Obst reif ist, der Vitalstoffgehalt sich verdoppelt hat. Tipp: Bestellen Sie sich eine Biokiste ins Haus. Einfach bei Google »Biokiste« suchen und Ihren Wohnort eingeben.

Farbphilosophie Um in den Genuss aller sekundären Pflanzenstoffe zu kommen, sollten Sie die ganze reiche Farbpalette der Natur nutzen – von Mirabellengelb über Paprikagrün bis Kirschrot. Je bunter, desto besser. Jede Farbe steht für einen anderen Schutzstoff, der Krebs vorbeugt, fit macht oder jung hält.

Nicht lange rumliegen lassen Zeit killt Vitalstoffe. Mit jeder Stunde geht Vitamin C verloren. Essen Sie Leben. 50 Prozent Ihrer Tagesration an Obst und Gemüse sollte roh sein. Durch Lagerung, weiten Transport und Kochen gehen 90 Prozent des Schlankvitamins verloren. Dosen sind auch keine Lösung, sie konservieren alles, nur nicht die Gesundheit. Außer es sind Hülsenfrüchte oder Tomatenmark drin.

Vitamine von der Frostfee Ernten Sie Obst und Gemüse ruhig auch aus der Tiefkühltruhe. Eis konserviert Gesundheit. Und Sie kommen ohne viel Zeitaufwand an Ihre tägliche Ration Obst und Gemüse.

Dr. med. Hülsenfrucht Sie powert mit viel Eiweiß und wenig Fett. Doch wer Hülsenfrüchte nur als Eiweißlieferanten ansieht, verkennt ihr wahres Potenzial. Hülsenfrüchte liefern viele Antikrebsstoffe. Zudem senken sie Cholesterin und Insulin im Blut und machen die Knochen stabil. Appetit auf Bohnensuppe mit Pesto? Die finden Sie auf Seite 101.

Noch ein Wort zur Sojabohne Lernen Sie die Sojabohne lieben. Täglich. Egal ob gekocht, als Sojamilch, als Tofu oder Tempeh. Von allen Hülsenfrüchten liefert Soja das wertvollste Eiweiß – und beugt mit seinen Zauberstoffen Krebs und Herzinfarkt vor. Probieren Sie gleich mal den Sesamtofu auf Wokgemüse.

Pflanzliches Fett Sparen Sie nicht an pflanzlichen Fetten aus Nüssen, Samen, Avocados und Oliven. Sie liefern gesundes Fett, das nicht dick macht. Essenzielle Fettsäuren sorgen für Jugend, senken den Cholesterinspiegel und schützen das Herz. Sie beugen Krebs vor, sind Baustoff für Hormone, halten die Haut geschmeidig und schützen die Nerven.

Vegetarier sind glücklich Denn Obst, Gemüse und Getreide liefern viel Serotonin. Noch glücklicher sind sie mit genügend Eiweiß. Gute Lieferanten gibt es auch im Pflanzenreich: Hülsenfrüchte, vor allem die Sojabohne, Sprossen, Getreide und Meeresgemüse. Zur Ergänzung gibt es gute Eiweißkonzentrate auf Sojabasis.

Plus Vitamin C Pflanzliches Eisen wird schlechter vom Körper verwertet als tierisches – außer Sie essen Vitamin C dazu. 50 Milligramm verdoppeln die Eisenaufnahme. So viel steckt in vier Erdbeeren, einer Orange, einer Grapefruit oder in einer halben Paprika.

Ein Wort zur Kartoffel Die Powerknolle ist proppenvoll mit Vitamin B, Eisen, Kalzium, Vitamin C – und ganz vielen Kohlenhydraten. Und genau da liegt der Casus knaxus. Denn kaum kaut man die Kartoffel, wird purer Zucker daraus. Und Zucker macht ja bekanntlich dick, alt und krank. Hier macht's die Dosis. Gegen zwei kleine Pellkartöffelchen ist nichts einzuwenden. Wie beispielsweise zum Gemüse mit Mandelquark auf Seite 93.

Sesamtofu auf Wokgemüse

Eiweißpower der Asiaten

1. Den Tofu in Scheiben schneiden, pfeffern und mit 1 Esslöffel Sojasauce würzen.
2. Die Austernpilze abreiben, putzen und grob zerteilen. Die Zuckerschoten waschen und putzen, die Sprossen in einem Sieb abbrausen und gut abtropfen lassen. Die Frühlingszwiebeln waschen, putzen und in feine Ringe schneiden. Die Knoblauchzehe schälen.
3. Erst den Wok, dann 1 Teelöffel Öl darin erhitzen. Den Tofu erst in dem Eiweiß, dann in dem Sesam wenden und im heißen Öl auf beiden Seiten etwa 4 Minuten goldbraun braten. Herausnehmen und warm stellen.
4. Das Weiße der Frühlingszwiebeln, den zerdrückten Knoblauch, die Zuckerschoten und die Austernpilze im übrigen heißen Öl unter Rühren etwa 3 Minuten kräftig braten. Die Sprossen und das Grün der Frühlingszwiebeln dazugeben, die Brühe angießen und alles etwa 2 Minuten ziehen lassen. Mit der übrigen Sojasauce, Salz und Pfeffer abschmecken. Den Tofu darauf legen, sofort servieren. Als Beilage schmeckt gekochter Naturreis (50 Gramm).

Tipp: Wer es eilig hat, kann den Tofu würfeln, marinieren und unter das fertige Gemüse mischen. Dann den Sesam – eventuell geröstet – zum Schluss obendrauf streuen.

Zutaten
für 1 Portion

125 g Tofu
Salz, schwarzer Pfeffer
2 EL Sojasauce
150 g Austernpilze
50 g Zuckerschoten
50 g Mungobohnensprossen
2 Frühlingszwiebeln
1 Knoblauchzehe
3 TL Rapsöl
1 Eiweiß
1 EL Sesam
5 EL Gemüsebrühe

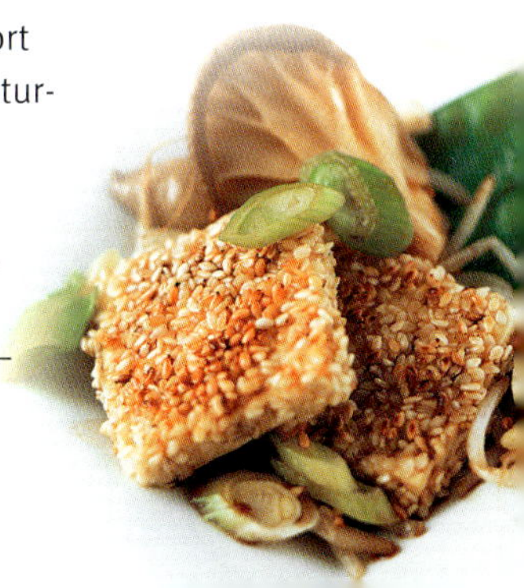

Frische Gemüse-Wraps

Fastfood mit Fatburner-Potenzial

Zutaten

für 1 Portion

4 EL Dinkelmehl (Type 1050)
$^1/_4$ TL Trockenhefe
2 EL zarte Vollkorn-Haferflocken
Salz, schwarzer Pfeffer
2 TL Olivenöl
1 kleine Tomate
1 Minigurke (etwa 100 g)
40 g Mozzarella
1 Kopfsalatblatt
2 TL fettreduzierter Frischkäse (6–8 % Fett)

1 Das Mehl, die Hefe, die Haferflocken und $^1/_4$ Teelöffel Salz vermischen. Mit 200 Milliliter Wasser und 1 Teelöffel Öl zu einem flüssigen Teig verrühren, etwa 10 Minuten quellen lassen.

2 Die Tomate waschen, ohne Blütenansatz in kleine Würfel schneiden. Die Gurke waschen, schälen und mit dem Mozzarella würfeln. Die vorbereiteten Zutaten mischen, salzen und pfeffern. Das Salatblatt waschen, trockenschütteln und mundgerecht zerpflücken.

3 In einer kleinen beschichteten Pfanne (Durchmesser etwa 24 Zentimeter) das übrige Öl verstreichen und erhitzen. Aus dem Teig in je etwa 5 Minuten zwei dünne Pfannkuchen backen. Jeweils mit 1 Teelöffel Frischkäse bestreichen, das Salatblatt darauf verteilen und mit der Tomaten-Käse-Mischung belegen. Zu zwei Wraps aufrollen und warm oder kalt servieren.

Tipp: Sie können die fertigen Wraps mit kleinen Holzstäbchen zustecken und als Proviant mit ins Büro nehmen.

Gedämpftes Gemüse mit Mandelquark

Schlanker Frühlingsgenuss

Zutaten
für 1 Portion

2 kleine Artischocken
100 g weißer Spargel
1 kleiner Kohlrabi (etwa 250 g)
1 Frühlingszwiebel
Salz, schwarzer Pfeffer
2 TL Olivenöl
150 g Quarkcreme (0,2 % Fett)
1–2 TL Zitronensaft
2 EL fein geriebene Mandeln

1 Die Artischocken waschen, den Stiel und das obere Drittel der Blätter abschneiden. Den Spargel waschen, putzen und schälen. Die Stangen halbieren. Den Kohlrabi putzen, schälen und in Spalten schneiden. Die Frühlingszwiebel waschen, putzen und in etwa 10 Zentimeter lange Stücke schneiden.

2 Eine Handbreit Salzwasser in einem Topf zum Kochen bringen, einen passenden Dämpfeinsatz darauf setzen. Das vorbereitete Gemüse auf den Einsatz legen, mit Salz und Pfeffer würzen und mit dem Öl beträufeln. Den Deckel schließen und das Gemüse bei mittlerer Hitze 20 Minuten dämpfen.

3 Inzwischen die Quarkcreme mit dem Zitronensaft, Salz und Pfeffer cremig verrühren. Die Mandeln untermischen. Zu dem gedämpften Gemüse servieren. Dazu kann man sich zwei kleine, neue Frühkartoffeln (etwa 100 Gramm) schmecken lassen.

Gemüsevariante: Auch andere zarte Gemüse, wie Möhren, Zuckerschoten, Brokkoli oder Chinakohl, eignen sich gut zum Dämpfen. Im Herbst: weiße Rübchen, Wirsing oder Kohl.

Kräuter-Quark-Knödel auf Tomatengemüse

Leichter Starkmacher

Zutaten

für 1 Portion

150 g Magerquark
1 EL Dinkel-Vollkorngrieß
2 EL kernige Haferflocken
1 Ei
1/2 Bund gemischte Kräuter (z.B. Basilikum, Schnittlauch, Petersilie)
Salz, schwarzer Pfeffer
1 Prise frisch geriebene Muskatnuss
2 Tomaten
2 Frühlingszwiebeln
3 Salbeiblätter
1 EL Olivenöl

1 Den Quark in einem Tuch leicht auspressen. Mit dem Grieß, den Haferflocken und dem Ei vermischen. Die Kräuter waschen, trockenschütteln, die Blätter abzupfen und fein hacken. Zum Quark geben, mit Salz, Pfeffer und Muskat würzen. Etwa 10 Minuten quellen lassen.

2 Inzwischen die Tomaten waschen, vom Blütenansatz befreien, halbieren, entkernen und in kleine Stücke schneiden. Die Frühlingszwiebeln waschen, putzen und fein schneiden. Die Salbeiblätter abreiben, in feine Streifen schneiden.

3 Aus der Quarkmasse mit nassen Händen drei kleine Knödel formen. In kochendes Salzwasser legen, dann die Hitze reduzieren und 15 Minuten lang gar ziehen lassen.

4 Das Öl erhitzen, die Frühlingszwiebeln und den Salbei darin kurz anbraten. Die Tomaten hinzufügen und 2 Minuten mitdünsten. Mit Salz und Pfeffer würzen. Die Quarkknödel abtropfen lassen und auf dem Tomatengemüse anrichten.

Bulettenvariante: Statt der Knödel zwei Frikadellen formen und mit 1 Esslöffel Olivenöl von beiden Seiten in etwa 10 Minuten goldbraun braten. Mit dem Tomatengemüse anrichten.

Gemüse-Nudel-Pfanne

Fitfood zum Verwöhnen

1▸ Die Zwiebel und den Knoblauch pellen und fein hacken. Die Paprikaschote waschen, halbieren, entkernen und in kleine Würfel schneiden. Die Champignons putzen, abreiben und feinblättrig schneiden. Den Spinat putzen, gründlich waschen, abtropfen lassen und grob hacken.
2▸ Die Nudeln nach Packungsangabe in reichlich kochendem Salzwasser bissfest garen.
3▸ Inzwischen das Öl in einer Pfanne erhitzen. Die Zwiebel- und Paprikawürfel mit den Pilzen dazugeben und etwa 2 Minuten darin andünsten. Den Fond oder die Brühe, Kräuter der Provence, Knoblauch und Spinat dazugeben und alles etwa 1 Minute sanft köcheln lassen. Mit Salz und Pfeffer abschmecken. Die Nudeln abgießen, kurz abtropfen lassen und noch warm mit dem Gemüse vermengen. Den Käse obendrauf streuen.

Tipp: Für noch mehr Gesundheit – die weißen Nudeln durch Vollkorn-Tagliatelle ersetzen oder helle und dunkle Nudeln im Verhältnis eins zu eins mischen.

Zutaten

für 1 Portion

1 kleine Zwiebel
1 kleine Knoblauchzehe
1 kleine rote Paprikaschote
100 g Champignons
100 g grobblättriger Spinat
50 g Bandnudeln (Tagliatelle)
Salz, schwarzer Pfeffer
1 EL Olivenöl
6 EL Gemüsefond oder -brühe
$^{1}/_{2}$ TL Kräuter der Provence
30 g grob geraspelter Bergkäse

Safran-Farfalle mit Brokkoli

Zutaten

für 1 Portion

1 TL gehackte Mandeln
100 g Brokkoliröschen
Salz, schwarzer Pfeffer
60 g Farfalle (Schmetterlingsnudeln)
1 Schalotte
1 kleine Knoblauchzehe
1 kleine rote Peperoni
1 TL Butter
1 TL Olivenöl
1/8 l Gemüsefond (aus dem Glas)
1/2 Döschen Safranpulver

1. Die Mandeln in einer Pfanne ohne Fett goldbraun rösten, beiseite stellen.
2. Den Brokkoli waschen und putzen. 1 Liter kräftig gesalzenes Wasser aufkochen, die Nudeln darin nach Packungsangabe bissfest garen. Nach etwa 5 Minuten Garzeit die Brokkoliröschen dazugeben und bis zum Schluss mitgaren.
3. Die Schalotte, den Knoblauch und die Peperoni schälen oder putzen und fein würfeln. Die Butter und das Öl erhitzen, Schalotten-, Knoblauch- und Peperoniwürfel darin kurz andünsten. Den Fond angießen und den Safran unter Rühren darin auflösen. Die Sauce etwa 5 Minuten bei starker Hitze einkochen lassen.
4. Die Nudeln und den Brokkoli auf einen Durchschlag schütten und abtropfen lassen. In der Safransauce wenden, bis die Nudeln gelb sind. Mit Salz und Pfeffer abschmecken, die Mandeln aufstreuen und sofort servieren.

Tipp: Wer mag, kann noch 100 Gramm gedünstete Seeteufel- oder Kabeljaufiletstücke unter die Pasta mischen. Umwerfend!

Spagetti mit Gemüsesugo

Bunt und gesund

1 Zucchini und Aubergine waschen, putzen und beides in etwa 1 Zentimeter große Würfel schneiden. Die Tomate überbrühen, abschrecken, häuten, halbieren, entkernen und hacken.

2 Die Zwiebel und die Knoblauchzehe abziehen, fein würfeln und in dem heißen Öl glasig dünsten. Zucchini- und Auberginenwürfel dazugeben und zugedeckt bei mittlerer Hitze etwa 5 Minuten dünsten. Das Tomatenmark einrühren und kurz anschwitzen. Mit Salz, Pfeffer und Rosmarin würzen. Gehackte Tomaten einrühren. Zugedeckt dann etwa 15 Minuten dünsten.

3 Inzwischen die Spagetti im kochenden Salzwasser in 8 bis 10 Minuten bissfest garen, dann abgießen, kurz abtropfen lassen und mit dem Gemüsesugo anrichten. Den Parmesan aufstreuen.

Tipp: Am besten gleich eine größere Menge Gemüsesugo kochen und portionsweise einfrieren. Schmeckt auch mit Naturreis oder lauwarm als Salat.

Zutaten

für 1 Portion

1 kleine Zucchini (etwa 100 g)
100 g Aubergine
1 Fleischtomate
1 kleine Zwiebel
1 kleine Knoblauchzehe
1 EL Olivenöl
2 TL Tomatenmark
Salz, schwarzer Pfeffer
1/2 TL getrockneter Rosmarin
50 g Vollkorn-Spagetti
1 EL geriebener Parmesan

Spargel-Fusilli mit Zitronensauce

Frische Fatburner-Kombi

Zutaten

für 1 Portion

50 g Fusilli (Spiralnudeln)
Salz, schwarzer Pfeffer
200 g grüner Spargel
50 g tiefgekühlte Erbsen
1/2 unbehandelte Zitrone
50 g fettreduzierter Frischkäse (6–8 % Fett)
1/2 TL flüssiger Akazienhonig
Frisch geriebene Muskatnuss

1. Die Nudeln in reichlich leicht gesalzenem Wasser in 8 bis 10 Minuten bissfest garen.
2. Inzwischen den Spargel waschen, putzen, nur im unteren Drittel schälen und schräg in 3 Zentimeter große Stücke schneiden. Spargel und Erbsen nach etwa 5 Minuten zu den Nudeln geben, erneut aufkochen lassen und bis zum Schluss mitgaren.
3. Die Zitrone heiß waschen, abtrocknen und die Schale fein abreiben. Zitronensaft und -schale mit dem Frischkäse und dem Honig in einem kleinen Topf verrühren. Erhitzen, aber nicht kochen lassen. Die Sauce mit Salz, Pfeffer und Muskat abschmecken.
4. Die Spargel-Erbsen-Nudeln abgießen, kurz abtropfen lassen und mit der Zitronensauce vermischen. Mit Pfeffer übermahlen und sofort servieren.

Tipp: Zum Schluss können Sie die Nudeln noch mit 1 Teelöffel goldbraun gerösteten Pinienkernen oder gehackten Mandeln bestreuen.

Shiitake-Gratin mit Zuckerschoten

Lust auf Eiweiß

1▸ Den Backofen auf 200 °C vorheizen (Gas Stufe 3, Umluft 180 °C). Die Zuckerschoten waschen. Die Frühlingszwiebeln waschen, putzen und in feine Ringe schneiden. Die Shiitakepilze abreiben, die Stiele entfernen und die Hüte halbieren oder vierteln.

2▸ In einer Pfanne das Öl heiß werden lassen, die Frühlingszwiebeln und die Zuckerschoten darin bei mittlerer Hitze etwa 3 Minuten andünsten. Die Pilze dazugeben und etwa 2 Minuten mitdünsten, dabei vorsichtig wenden. Mit Salz, Pfeffer und Thymian würzen. Die Mischung in eine kleine Gratinform geben.

3▸ Das Ei, die Crème légère und die Milch verquirlen, salzen und pfeffern. Die Petersilie waschen, trockenschütteln, abzupfen, fein hacken und unterrühren. Die Eiermilch über das Gemüse gießen, mit den Sonnenblumenkernen bestreuen. Im heißen Ofen (Mitte) 20 bis 25 Minuten backen.

Variante: Statt der Shiitakepilze können Sie auch Champignons oder, ganz edel, frische Steinpilze gratinieren.

Zutaten

für 1 Portion

- 50 g Zuckerschoten
- 2 Frühlingszwiebeln (etwa 50 g)
- 100 g Shiitakepilze
- 2 TL Rapsöl
- Salz, schwarzer Pfeffer
- 1/2 TL gehackter Thymian
- 1 Ei
- 1 EL Crème légère (15 % Fett)
- 3 EL fettarme Milch (1,5 % Fett)
- 3 Zweige Petersilie
- 1 TL Sonnenblumenkerne

Gefüllte Mangold-Tomate

Zutaten

für 1 Portion

1 große Fleischtomate (etwa 300 g)
Salz, schwarzer Pfeffer
2 Mangoldblätter (etwa 100 g)
1 Schalotte
1 kleine Knoblauchzehe
2 TL Olivenöl
1 TL Zitronensaft
2 TL Vollkorn-Semmelbrösel
2 TL geriebener Parmesan

1 Die Tomate waschen, einen flachen Deckel abschneiden. Das Fruchtfleisch herauslösen und fein hacken. Die Tomate salzen und kopfüber auf Küchenpapier stellen.

2 Die Mangoldblätter waschen und putzen. Die Stiele abschneiden und sehr klein würfeln. Die Blätter fein schneiden. Die Schalotte und den Knoblauch schälen und klein würfeln.

3 Den Backofen auf 200 °C (Gas Stufe 3, Umluft 180 °C) vorheizen. 1 Teelöffel Öl erhitzen, Schalotten, Knoblauch und Mangoldstiele darin etwa 3 Minuten andünsten. Das Mangoldgrün, das gehackte Tomatenfleisch samt Saft dazugeben und alles etwa 5 Minuten dünsten. Mit Salz, Pfeffer und Zitronensaft würzen. Die Semmelbrösel und 1 Teelöffel Parmesan untermischen.

4 Die Mangoldmischung in die Tomate füllen und diese in eine kleine Gratinform setzen. Eventuell übrige Füllung drumherum verteilen. Mit dem übrigen Käse bestreuen, 1 Teelöffel Öl darüber träufeln. Den Tomatendeckel auflegen. Im heißen Ofen 10 bis 15 Minuten backen. Dazu schmeckt ein Roggen-Vollkornbrötchen oder Kuskus.

Bohnensuppe mit Pesto

Mineralien zum Auftanken

1 Die Bohnen waschen, putzen und schräg in etwa 5 Zentimeter lange Stücke schneiden. Die Möhre putzen, schälen und schräg in dünne Scheiben schneiden. Die Schalotte und den Knoblauch abziehen und fein würfeln.

2 Das Öl in einem Topf erhitzen. Die Zwiebel und den Knoblauch darin glasig dünsten, die Möhrenscheiben zufügen und 3 Minuten mitdünsten. Mit der Brühe auffüllen, aufkochen, die grünen Bohnen und den Rosmarin dazugeben. Zugedeckt bei mittlerer Hitze etwa 10 Minuten köcheln lassen.

3 Die weißen Bohnen abgießen, in einem Sieb abbrausen und gut abtropfen lassen. In die Suppe geben, mit Salz und Pfeffer würzen und alles 5 Minuten köcheln lassen.

4 Die Suppe anrichten, das Pesto obendrauf geben und bei Tisch unterrühren.

Tipp: Weiße Bohnen gibt es in guter Qualität aus der Dose – bei kleinen Mengen wie hier lohnt sich das Frischkochen kaum.

Zutaten

für 1 Portion

100 g grüne Bohnen
1 kleine Möhre
1 Schalotte
1 kleine Knoblauchzehe
2 TL Olivenöl
1/4 l Gemüsebrühe
1/2 TL frisch gehackter oder getrockneter Rosmarin
100 g kleine weiße Bohnen (aus der Dose)
Salz, schwarzer Pfeffer
1 TL Pesto (selbst gemacht oder fertig gekauft)

Paprikaeintopf mit Kichererbsen

GLYX-niedriger Fitmacher

Zutaten

für 1 Portion

1 kleine gelbe Paprikaschote
1/2 kleine Zucchini (etwa 80 g)
1 Schalotte
1 kleine Knoblauchzehe
2 TL Olivenöl
1/2 TL gemahlener Kreuzkümmel
Salz, schwarzer Pfeffer
1/8 l Tomatensaft
1/8 l Gemüsebrühe
100 g Kichererbsen (aus der Dose)
5 Schnittlauchhalme

1 Die Paprikaschote waschen, putzen und in feine Streifen schneiden. Die Zucchini waschen, putzen und klein würfeln. Die Schalotte und den Knoblauch schälen und fein hacken.

2 Das Öl in einem Topf erhitzen, Schalotte und Knoblauch darin glasig dünsten. Paprikaschote und Zucchini hinzufügen und etwa 3 Minuten mitdünsten. Mit dem Kreuzkümmel bestäuben, salzen und pfeffern. Den Tomatensaft und die Brühe angießen, aufkochen und bei mittlerer Hitze 10 bis 15 Minuten köcheln lassen.

3 Die Kichererbsen abgießen, abtropfen lassen und in den Topf geben. Alles 5 Minuten ziehen lassen. Schnittlauch waschen, trockenschütteln und in feine Röllchen schneiden. Vor dem Servieren aufstreuen.

Tipp: Getrocknete Kichererbsen über Nacht einweichen. Dann im Einweichwasser langsam aufkochen und 1 1/2 Stunden garen, bis sie weich sind. Abgießen und portionsweise einfrieren.

Linsen-Dal

Mit viel Fatburner-Eiweiß

1. Die Zwiebel, den Knoblauch und den Ingwer schälen und fein würfeln. Die Chilischote waschen, putzen, entkernen und dann winzig klein würfeln.
2. Das Öl erhitzen. Zwiebel, Knoblauch, Ingwer und Chilischote darin kurz andünsten. Koriander, Salz und Pfeffer zugeben und anrösten. Die Linsen einrühren, die Brühe und die Kokosmilch angießen. Aufkochen und zugedeckt bei milder Hitze etwa 15 Minuten garen.
3. Inzwischen die Tomaten waschen, vom Blütenansatz befreien, achteln und kurz vor Ende der Garzeit unterheben. Das Gemüse mit Salz, Pfeffer und Zitronensaft abschmecken. Das Koriandergrün oder die Petersilie abbrausen, die Blätter abzupfen und grob hacken. Vor dem Servieren aufstreuen.

Dazu schmeckt Basmati-Naturreis.

Tipp: Sie können das Gemüse auch mit mehr Brühe und Kokosmilch als Suppe zubereiten. Dann statt Reis eine Scheibe Vollkornbrot dazu reichen.

Zutaten

für 1 Portion

- 1 kleine Zwiebel
- 1 kleine Knoblauchzehe
- 1 haselnussgroßes Stück Ingwer
- 1 kleine rote Chilischote
- 2 TL Rapsöl
- 1/2 TL gemahlener Koriander
- Salz, schwarzer Pfeffer
- 60 g rote Linsen
- 6 EL Gemüsebrühe
- 60 g ungesüßte Kokosmilch (aus der Dose)
- 2 kleine Tomaten (etwa 120 g)
- 1–2 TL Zitronensaft
- 4 Zweige Koriandergrün oder Petersilie

Chili-Bohnengemüse

Feurig und fix

Zutaten

für 1 Portion

1 dünne Stange Lauch (etwa 250 g)
1 kleine rote Zwiebel
1 kleine Knoblauchzehe
100 g weiße Riesenbohnen (aus der Dose)
2 TL Olivenöl
$^1/_2$ TL Chilipulver
1 TL Tomatenmark
75 ml Gemüsebrühe
Salz, schwarzer Pfeffer
2 TL Aceto balsamico
3–4 Spritzer Tabasco
4 Zweige Petersilie

1 Den Lauch putzen, gut waschen und schräg in etwa $^1/_2$ Zentimeter dicke Scheiben schneiden. Die Zwiebel schälen und in feine Ringe, den Knoblauch pellen und in dünne Scheibchen schneiden. Die Bohnen abgießen, in einem Sieb kalt abbrausen und gut abtropfen lassen.

2 Das Öl in einer Pfanne erhitzen, die Zwiebel, den Knoblauch und den Lauch darin bei mittlerer Hitze etwa 3 Minuten anbraten. Die Bohnen dazugeben, das Chilipulver und das Tomatenmark einrühren. Die Brühe angießen, mit Salz, Pfeffer und Balsamessig würzen. Zugedeckt das Ganze bei schwacher Hitze etwa 5 Minuten köcheln lassen.

3 Das Bohnengemüse mit dem Tabasco scharf abschmecken. Die Petersilie abbrausen, trockenschütteln, hacken und aufstreuen.

Dazu eine Scheibe Roggen-Vollkornbrot essen.

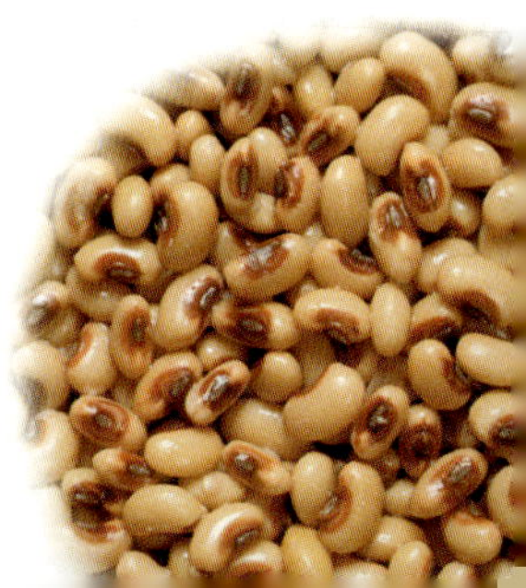

Hirse mit Gemüse

Orientalischer Tipp

1▸ Die Hirse lauwarm abbrausen und gut abtropfen lassen. Zwiebel und Knoblauch pellen, fein würfeln und in 2 Teelöffel Öl glasig dünsten. Mandeln und Hirse einrühren und kurz anrösten. Mit der heißen Brühe aufgießen, Rosinen, Chilischote, Zimtstange, Safran, Salz und Pfeffer zufügen und zugedeckt bei milder Hitze etwa 20 Minuten quellen lassen.

2▸ Inzwischen die Aubergine putzen, waschen, längs vierteln und quer in Scheiben schneiden. Den Sellerie putzen, waschen und schräg in Scheiben schneiden. Die Möhre schälen, längs halbieren und in etwa 4 Zentimeter lange Stücke schneiden.

3▸ Das übrige Öl in einer Pfanne erhitzen. Die Auberginenscheiben darin von beiden Seiten in etwa 5 Minuten braun braten. Aus der Pfanne nehmen und warm halten. Anschließend Möhre und Sellerie kurz anbraten, 3 Esslöffel Wasser angießen. Pfanne zudecken und das Gemüse in etwa 5 Minuten bei kleiner Hitze knapp gar kochen. Mit Salz und Pfeffer würzen.

4▸ Die Hirse mit einer Gabel auflockern und auf einer vorgewärmten Platte anrichten. Das Gemüse darauf anrichten. Etwas Dünstflüssigkeit darüber träufeln.

Tipp: Das Gericht mit fettarmem Naturjogurt und grob gehackter Petersilie toppen.

Zutaten

für 1 Portion

- 60 g Hirse
- $^1/_2$ kleine Zwiebel
- 1 kleine Knoblauchzehe
- 4 TL Olivenöl
- 2 TL Mandelstifte
- 150 ml Gemüsebrühe
- 1 TL Rosinen
- 1 getrocknete Chilischote
- $^1/_4$ Zimtstange
- 1 Messerspitze gemahlener Safran
- Salz, schwarzer Pfeffer
- $^1/_2$ Aubergine (etwa 150 g)
- 1 Stange Staudensellerie
- 1 kleine Möhre

Curry-Bulgur mit Brokkoli

Zutaten

für 1 Portion

200 g Brokkoli
1 kleine Zwiebel
2 TL Rapsöl
80 g Bulgur (grober Weizengrieß)
1/2 TL Curry
1/4 TL Kurkuma (Gelbwurz)
160 ml Gemüsebrühe
3 Zweige Koriandergrün oder Petersilie
2 EL fettarmer Naturjogurt (1,5 % Fett)
Salz, schwarzer Pfeffer
1–2 TL Zitronensaft

1 Den Brokkoli waschen, putzen und in sehr kleine Röschen teilen, die Stiele abziehen und klein schneiden. Die Zwiebel schälen und in kleine Würfel schneiden.

2 Das Öl in einem Topf erhitzen, die Zwiebelwürfel und den Brokkoli darin unter gelegentlichem Wenden etwa 5 Minuten dünsten. Den Bulgur, Curry und Kurkuma dazugeben und kurz mit anbraten. Mit der Brühe ablöschen, aufkochen und zugedeckt bei schwacher Hitze etwa 15 Minuten ausquellen lassen.

3 Inzwischen das Koriandergrün oder die Petersilie abbrausen, abzupfen und fein hacken, unter den Jogurt mischen. Den Bulgur mit Salz, Pfeffer und Zitronensaft abschmecken. Den Koriandergjogurt obendrauf geben.

Variante: Ebenso gut gelingt das Currygericht mit Hirse, Kuskus oder Vollkornreis.

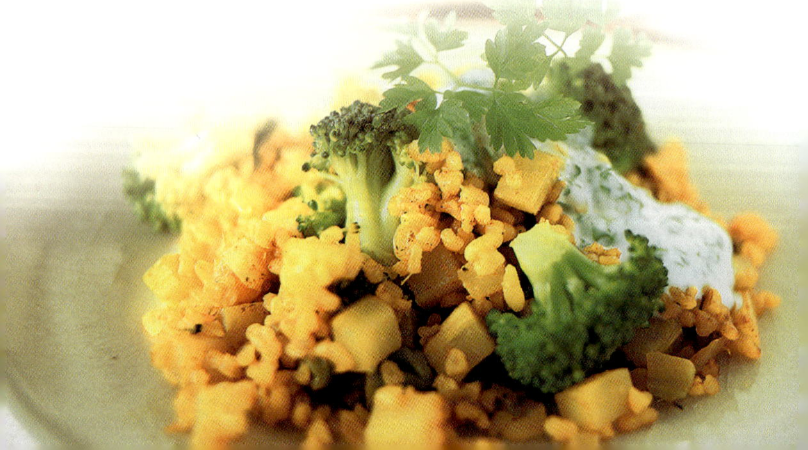

Grüner Spargel-Risotto

Schlank schlemmen

1 Den Spargel waschen, putzen und im unteren Drittel schälen. In kochendem Salzwasser in etwa 7 Minuten bissfest garen. Herausnehmen, abschrecken, abtropfen lassen und schräg in feine Scheiben schneiden.

2 Die Schalotte und die Knoblauchzehe abziehen, fein würfeln und in dem heißen Öl andünsten. Den Reis dazugeben, kurz anrösten, mit dem Wein ablöschen und bei mittlerer Hitze verdampfen lassen. Nach und nach den Fond dazugeben und etwa 20 Minuten bei mittlerer Hitze köcheln lassen, dabei gelegentlich rühren.

3 Kurz vor Ende der Garzeit den grünen Spargel dazugeben und erhitzen. Mit Salz und Pfeffer abschmecken. Den Parmesan untermischen. Basilikumblätter abreiben und obendrauf streuen.

Variante: Außerhalb der Spargelsaison können Sie den Risotto mit Romanesco oder Brokkoli zubereiten.

Zutaten

für 1 Portion

150 g grüner Spargel
Salz, schwarzer Pfeffer
1 Schalotte
1 kleine Knoblauchzehe
2 TL Olivenöl
50 g Risotto-Reis (z. B. Arborio oder Vialone)
4 EL trockener Weißwein
300–350 ml Gemüsefond (aus dem Glas)
1 EL geriebener Parmesan
3–4 Basilikumblätter

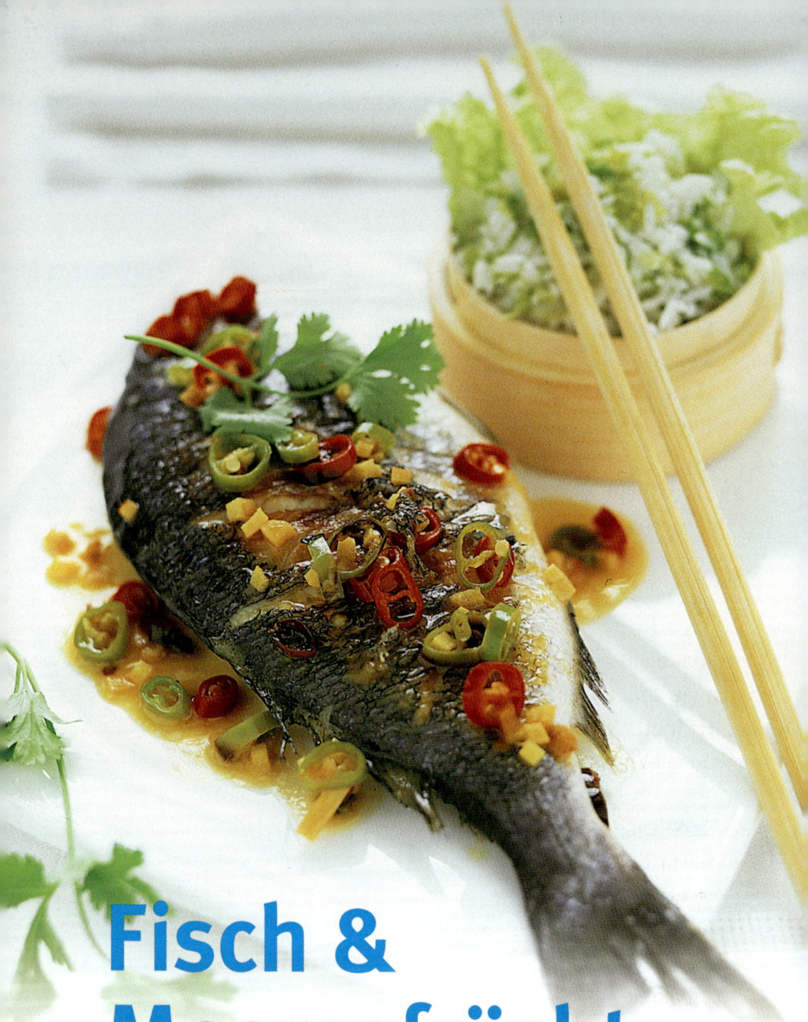

Fisch & Meeresfrüchte

Nein, der Fisch hat keine eckige Form, und die Panadehaut wächst ihm erst in der Fabrik. Er schmeckt auch nicht nur nach Kabeljau. Er kann zart und fein sein wie Dorade und Forelle. Oder deftig-fleischig wie Lachs und Thunfisch. Und natürlich sollten Sie sich auch mal an was ganz Besonderes wagen – wie Hummer oder Calamari.

Meine besten Fit-mit-Fisch-Tipps

Sashimi & Co. Fisch ist das intelligente Fleisch. Roher Fisch ist das ultraintelligente Fleisch. Fisch enthält alle essenziellen Aminosäuren plus Omega-3-Fettsäuren plus Vitamine und Mineralien. Warum? Der Fisch isst roh – er hat in seinen Zellen alles, was der Mensch gerne hätte, aber nie kriegt. Der Mensch isst gekocht. Seine Zellen verhungern im kalorischen Überfluss. Essen Sie ab und zu mal rohen Fisch. Denn dort steckt alles, was der Mensch braucht – sogar Pflanzenwirkstoffe, weil der Fisch Algen isst. Beispielsweise Lachsfilet: Ausprobieren mit Sashimi mit Schnittlauschsauce auf Seite 115.

Angst vor Fischfett? Kabeljau, Seelachs, Scholle, Flunder enthalten nur ein einziges Prozent Fett und verwöhnen Ihren Körper mit viel Jod. Ebenfalls magere Vertreter: Schellfisch, Forelle, Garnele, Heilbutt. Wenn Sie Fisch mit Gemüse kombinieren – z. B. Kabeljau mit Wirsing –, wird das Eiweiß noch wertvoller.

Omega-3-Fettsäuren Dieses Fett brauchen Sie. Es hält jede Zelle in Ihrem Körper jung und geschmeidig. Schützt das Herz und macht schlau. Und lockt viele gute Eicos – die Superhormone für Gesundheit und Leistungskraft. Sie stecken vor allem in fettem Seefisch. Essen Sie ihn täglich oder alle zwei Tage in Form von Lachs, Thunfisch, Hering, Makrele …

Mein Dreamteam Zitrone und Fisch. Limette und Fisch. Zitrone und Fisch … Diese Kombination sollte Ihnen nicht mehr aus dem Kopf gehen. Denn die Säure der Zitrone sorgt dafür, dass das Fischeiweiß an seinem Zielort ankommt: in den 70 Billionen Körperzellen. So wird Fisch zu Muskeln, zu Glückshormonen, zu …

Energie und Fitness tanken Leben und Vitalität entspringt der Schilddrüse. Sie baut aus Jod und Tyrosin ihre Hormone, die als Zündhölzer in all den kleinen Energieöfchen der Zellen dienen. Ohne Jod null Energie, null Fitness. Deutschland ist Jodmangelgebiet. Deswegen sind hier auch so viele Menschen schlapp und müde. Abhilfe: Essen Sie öfter mal Seefisch. Er saugt sich voll mit dem Energieelement aus dem Meer. Und schenkt es an Sie weiter. Warum nicht in Form von Seelachs-Gurken-Eintopf?

Sportliche Knochen Das Sonnenvitamin D (wir können es mit Hilfe von UV-Strahlen in unserer Haut bilden) regelt den Kalzium- und Phosphatstoffwechsel, stärkt so die Knochen. Vitamin D stimuliert Osteoblasten, die Knochen bildenden Zellen. Hier steckt's drin: in geräuchertem Aal oder Matjesfilet mit Apfelsalsa auf Seite 114.

Die kalte Schulter zeigen Sie Panaden und Fischfertigprodukten mit künstlichen Zusatzstoffen und fetten Saucen. Genießen Sie Fisch lieber roh, gedünstet oder gegrillt.

Kopfarbeiter aufgepasst Fisch ist das Fleisch der Manager, der Stressgeplagten. Der Grund: Tyrosin. Die Aminosäure hilft dem Gedächtnis messbar auf die Sprünge und verringert in Stresssituationen den Abfall physischer und psychischer Leistung. Nun wissen Sie, warum Kopfarbeiter mittags Fisch essen sollten. Warum nicht die Seezungenröllchen mit Spinat auf Seite 119?

So schmeckt Glück Sie essen Heilbutt und als Dessert ein Erdbeer-Jogurt-Eis (Rezept auf Seite 155). Was passiert? Im Fisch steckt die Aminosäure Tryptophan – selten in der Natur. Und daraus bastelt sich das Gehirn das Gute-Laune-Hormon Serotonin. Das Sorbet mit seinen Kohlenhydraten lockt Insulin, das dafür sorgt, dass genügend Tryptophan ins Gehirn strömt, zu Serotonin wird, zu Glück und guter Laune.

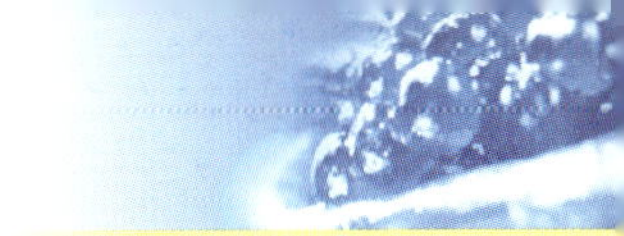

Dorade nach chinesischer Art

Mediterran-asiatische Liaison

1› Die Meerbrasse waschen, trockentupfen und die Hautseite auf beiden Seiten zwei- bis dreimal schräg einschneiden. Innen und außen mit Salz, Pfeffer und Koriander würzen und mit 1 Esslöffel Limettensaft beträufeln.

2› Die Chilischoten waschen, putzen und in feine Ringe schneiden. Den Ingwer schälen und fein würfeln. Eine Grillpfanne mit 1 Teelöffel Öl einpinseln und stark erhitzen. Die Dorade darin auf beiden Seiten etwa 10 Minuten anbraten. Dann die Hitze reduzieren, Chiliringe und Ingwerwürfel dazugeben und die Brasse in weiteren 8 bis 10 Minuten fertig braten. Herausnehmen und warm stellen.

3› Die Röststoffe in der Pfanne mit dem übrigen Limetten- und dem Orangensaft ablöschen, etwa 2 Minuten einkochen lassen. Über die Dorade gießen. Koriandergrün abbrausen, trockenschütteln, abzupfen, hacken, auf den Fisch streuen.

Zutaten

für 1 Portion

1 Meerbrasse (etwa 300 g)
Salz, schwarzer Pfeffer
1/2 TL gemahlener Koriander
1 Limette
Je 1 kleine rote und grüne Chilischote
1 haselnussgroßes Stück Ingwer
1 TL Rapsöl
6 EL frisch gepresster Orangensaft
3 Zweige Koriandergrün

Beilagentipp: Chinakohlreis. 1 kleine Zwiebel schälen, fein würfeln, in 2 Teelöffel Rapsöl glasig dünsten. 50 g Langkornreis einstreuen, kurz anbraten. 150 ml Gemüsebrühe angießen, zugedeckt bei mittlerer Hitze etwa 20 Minuten quellen lassen. Etwa 10 Minuten vor Garzeitende 150 g Chinakohl in feinen Streifen untermischen, bis zum Schluss mitgaren. Salzen, pfeffern.

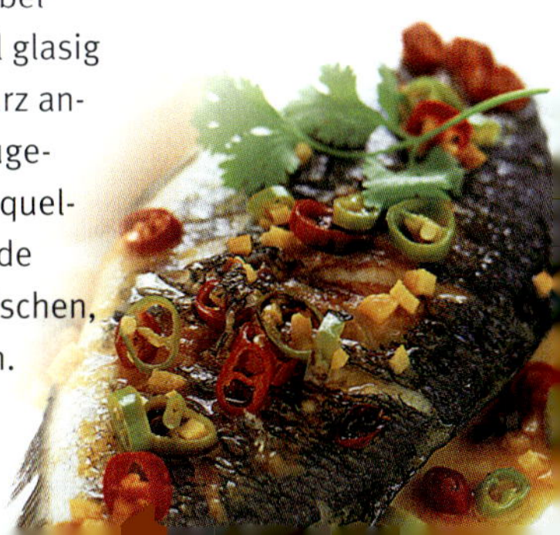

Seelachs-Gurken-Eintopf

Zutaten

für 1 Portion

1 rote Spitzpaprika (etwa 100 g)
1 kleine Schmorgurke (etwa 150 g)
1 kleine Zwiebel
1 kleine Knoblauchzehe
2 TL Olivenöl
200 ml Fischfond (aus dem Glas)
Salz, schwarzer Pfeffer
130 g Seelachsfilet
1/2 Bund Dill
2 EL fettarmer Naturjogurt (1,5 % Fett)
1/2 TL Senf

1▸ Die Paprikaschote waschen, halbieren, putzen und in kleine Stücke schneiden. Die Gurke schälen, längs halbieren und entkernen. Das Gurkenfleisch in dünne Scheiben, die Zwiebel pellen und in Spalten schneiden, die Knoblauchzehe schälen.

2▸ Das Öl erhitzen, die Zwiebel und die Paprikaschote darin andünsten. Den Knoblauch dazupressen, die Gurkenscheiben hinzufügen und 2 bis 3 Minuten mitdünsten. Mit dem Fond aufgießen, mit Salz und Pfeffer würzen. Aufkochen und etwa 10 Minuten im geschlossenen Topf bei mittlerer Hitze köcheln lassen.

3▸ Inzwischen das Fischfilet in mundgerechte Stücke schneiden. In die Suppe geben und etwa 5 Minuten gar ziehen lassen.

4▸ Den Dill abbrausen, trockenschütteln, die Blättchen abzupfen und fein hacken. Den Jogurt, den Senf und den Dill vermischen, kurz vor dem Servieren in die Suppe rühren. Noch mal abschmecken.

Tipp: Der Eintopf darf nicht mehr kochen, nachdem die Jogurtmischung untergerührt wurde.

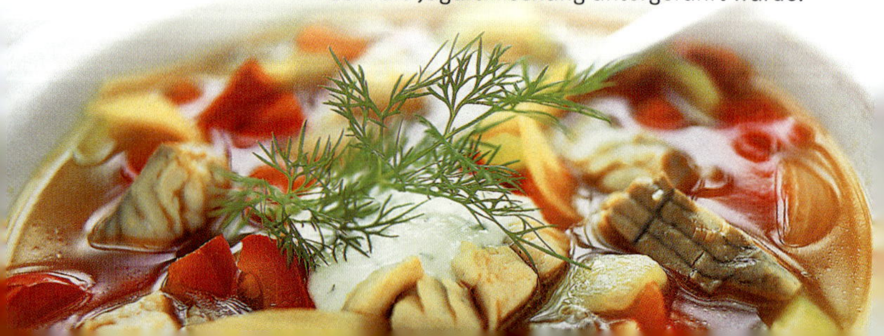

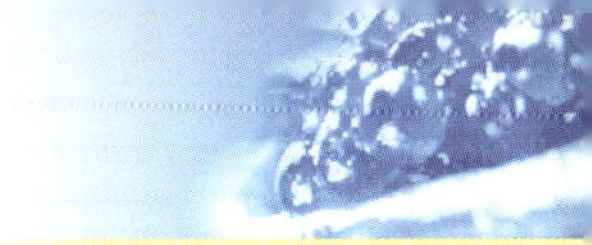

Kabeljau-Bouillabaisse mit Fenchel

1 Das Fischkotelett abbrausen und trockentupfen. Zwiebel und Knoblauch schälen und fein würfeln. Den Fenchel waschen, Fenchelgrün beiseite legen. Die Knolle putzen, vierteln und in feine Streifen schneiden. Die Tomate überbrühen, abschrecken und häuten. Das Tomatenfleisch entkernen und klein würfeln.

2 Das Öl erhitzen, darin die Zwiebelwürfel und den zerdrückten Knoblauch glasig dünsten. Den Fenchel einrühren und etwa 2 Minuten mitbraten. Die Tomatenwürfel hinzufügen und kurz andünsten. Lorbeer, Petersilie, Fenchelkraut, Thymian und die zerdrückten Fenchelsamen einrühren. Salzen und pfeffern. Das Gemüse aufkochen und zugedeckt etwa 5 Minuten garen. Dann den Kabeljau auf das Gemüse legen. Mit $^1/_4$ Liter kochend heißem Wasser aufgießen und bei milder Hitze etwa 10 Minuten ziehen lassen.

3 Den Kabeljau herausheben und auf einem tiefen Teller anrichten. Das Gemüse drumherum legen, Fischsud darüber gießen.

Tipp: Klassisch wird dazu eine Rouille serviert. Hier eine abgewandelte Form der scharfen Paste: 2 Esslöffel Fischbrühe mit einer kleinen Knoblauchzehe, einer halben roten Pfefferschote und 2 Esslöffel Vollkorn-Semmelbröseln fein pürieren.

Zutaten

für 1 Portion

- 1 Kabeljaukotelett (etwa 250 g)
- 1 kleine Zwiebel
- 1 Knoblauchzehe
- 1 kleiner Fenchel (etwa 200 g)
- 1 große Tomate
- 2 TL Olivenöl
- 1 Lorbeerblatt
- 2 Zweige Petersilie
- 1 TL frisch gehackter oder getrockneter Thymian
- $^1/_2$ TL Fenchelsamen
- Salz, schwarzer Pfeffer

Matjesfilet mit Apfelsalsa

Pep fürs Immunsystem

Zutaten
für 1 Portion

1 säuerlicher Apfel (etwa 150 g, z. B. Boskoop)
1 EL Limettensaft
1 Frühlingszwiebel
1/2 rote Peperoni (Pfefferschote)
4 Zweige Koriandergrün
1 TL Olivenöl
Salz, schwarzer Pfeffer
2 kleine Matjesfilets (etwa 100 g)

1. Den Apfel gut waschen, vierteln und entkernen. Die Viertel in möglichst kleine Würfel schneiden und sofort mit dem Limettensaft beträufeln.
2. Die Frühlingszwiebel waschen, putzen und in kleine Würfel schneiden. Die Peperoni putzen, entkernen und fein würfeln. Das Koriandergrün waschen, trockenschütteln, abzupfen und hacken. Die Frühlingszwiebel, die Peperoni, das Koriandergrün und das Olivenöl vermischen, dann die Apfelwürfel dazugeben. Mit Salz und Pfeffer würzen und etwa 10 Minuten durchziehen lassen.
3. Die Matjesfilets mit der Apfelsalsa anrichten. Dazu schmeckt eine Scheibe Roggen-Sauerteigbrot oder Pumpernickel.

Beilagenvariante: Statt Brot können Sie dazu auch zwei kleine Pellkartoffeln (etwa 100 Gramm) servieren.

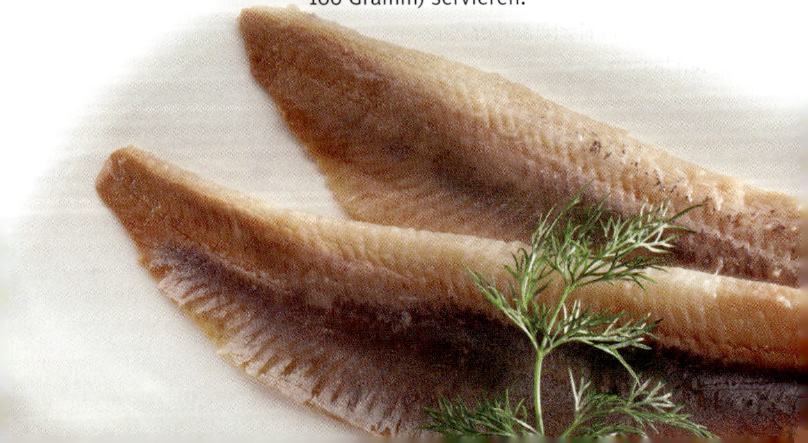

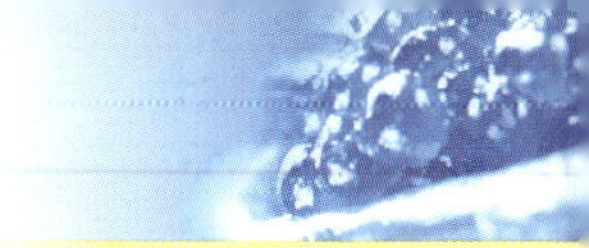

Sashimi mit Schnittlauchsauce

Eiweißpower für die Zellen

1 Das Fischfilet waschen, gut trockentupfen und in etwa 1 Zentimeter kleine Würfel schneiden. Den Rettich oder die Radieschen putzen und waschen oder schälen und in feine Stifte schneiden. Auf den Fisch streuen und etwa 10 Minuten kalt stellen.

2 Inzwischen für die Sauce den Zitronensaft, die Sojasauce und den Reiswein verrühren. Die Knoblauchzehe schälen und dazupressen. Den Schnittlauch waschen, trockenschütteln und in feine Röllchen schneiden, unter die Sauce rühren.

3 Den Fisch beim Essen in die Schnittlauchsauce tauchen.
Dazu eine Scheibe Vollkornbrot servieren.

Variante: Statt Lachs können Sie auch rohes Makrelen- oder Steinbuttfilet verwenden – am besten gleich vom Fischhändler filetieren und enthäuten lassen.

Zutaten

für 1 Portion

100 g ganz frisches Lachsfilet (vom Fischhändler enthäuten lassen!)
100 g Rettich oder 8–10 Radieschen
2 EL Zitronensaft
4 EL Sojasauce
2 EL Sake (Reiswein)
1 kleine Knoblauchzehe
1 Bund Schnittlauch

Gegrillter Thunfisch mit Sesam

Japanisches Erfolgsrezept

Zutaten

für 1 Portion

1 Scheibe Thunfischfilet (etwa 150 g)
1 EL Mirin (süßer Kochwein)
2 EL helle Sojasauce
1 TL geriebener Ingwer
1 Minigurke (etwa 200 g, möglichst unbehandelt)
Salz
1 EL Reisweinessig
1 Prise Vollrohrzucker
1 kleine Frühlingszwiebel
1 TL Erdnussöl
1 TL Sesam

1 Den Thunfisch waschen und trockentupfen. Den Mirin mit 1 Esslöffel Sojasauce und dem Ingwer verrühren. Den Thunfisch in der Marinade wenden, zugedeckt etwa 20 Minuten marinieren, dabei einmal wenden.

2 Inzwischen für den Salat die Gurke waschen, eventuell schälen und in dünne Scheiben schneiden. Leicht salzen.

3 Für das Dressing den Essig, die übrige Sojasauce, Zucker und Salz mischen. Die Gurkenscheiben darin wenden. Die Frühlingszwiebel waschen, putzen und in dünne Ringe schneiden, auf den Salat streuen.

4 Eine beschichtete Grillpfanne mit dem Öl einstreichen und stark erhitzen. Die Thunfischscheibe trockentupfen, im heißen Öl auf jeder Seite etwa 2 Minuten braten. Dann umdrehen und bei reduzierter Hitze auf der anderen Seite noch etwa 2 Minuten weiterbraten. Die übrige Marinade angießen und erhitzen. Den Fisch mit dem Gurkensalat anrichten, den Sesam aufstreuen.

Tipp: Besonders aromatisch schmeckt der Sesam, wenn Sie ihn in einer trockenen Pfanne ohne Fett anrösten.

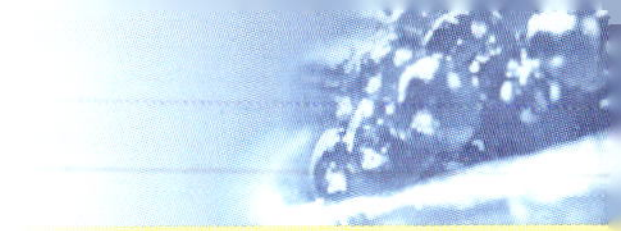

Fischspieße mit Kräuterjogurt

Fixer Fitmacher

1 Das Fischfilet waschen, trockentupfen und in Würfel schneiden. 1 Esslöffel Zitronensaft, Öl, Salz und Pfeffer verrühren. Die Knoblauchzehe schälen und dazupressen. Die Fischstücke in der Marinade wenden und etwa 20 Minuten ziehen lassen.

2 Für den Dip die Kräuter waschen und trockenschütteln, die Blätter von den Stielen zupfen und fein hacken. Den Jogurt mit dem übrigen Zitronensaft und den Kräutern vermischen, salzen und pfeffern. Die Tomaten waschen, abtrocknen. Die Champignons putzen, die Salbeiblätter abreiben. Abwechselnd Kirschtomaten, Pilze, Fischstücke und Salbeiblätter auf zwei Schaschlikspieße reihen.

3 Den Backofengrill oder den Elektroofen auf höchster Stufe vorheizen. Die Spieße auf Alufolie auf den Rost legen und von jeder Seite 4 bis 5 Minuten grillen, dabei öfter mit der Marinade bestreichen. Die Spieße mit dem Kräuterjogurt und den Zitronenschnitzen anrichten.

Variante: Sie können auch andere Gemüse, wie Schalotten, Zucchinischeiben oder Paprikastücke, mit dem Fisch auf die Spieße stecken.

Zutaten

für 1 Portion

150 g festfleischiges Fischfilet (z. B. Seeteufel- oder Viktoriabarschfilet)
1 EL + 1 TL Zitronensaft
1 EL Olivenöl
Salz, schwarzer Pfeffer
1 kleine Knoblauchzehe
3 Zweige Petersilie
3 Basilikumblätter
1 Zweig Estragon
100 g fettarmer Naturjogurt (1,5 % Fett)
8 Kirschtomaten
8 kleine Champignons
6 Salbeiblätter
2 Zitronenschnitze

Lachs auf Frühlingsgemüse

Forever-young-Genuss

Zutaten

für 1 Portion

1 Scheibe Lachsfilet (etwa 150 g)
3 TL Olivenöl
Salz, schwarzer Pfeffer
1 kleiner zarter Kohlrabi
100 g grüner Spargel
50 g Zuckerschoten
1 kleine Schalotte
3 EL Gemüsebrühe
3 Basilikumblätter
1 EL Crème légère (15 % Fett)

1 Den Lachs beidseitig mit 2 Teelöffel Olivenöl einpinseln, salzen und pfeffern.

2 Den Kohlrabi schälen, vierteln und in dünne Scheiben schneiden. Den Spargel waschen, putzen, nur im unteren Drittel schälen und schräg in Stücke schneiden. Die Zuckerschoten waschen, die Enden abknipsen. Die Schalotte abziehen und fein würfeln.

3 Das übrige Öl erhitzen, die Schalottenwürfel darin glasig dünsten. Kohlrabi, Spargel und Zuckerschoten zugeben und kurz andünsten. Brühe angießen und zugedeckt bei mittlerer Hitze weitere 7 Minuten dünsten. Mit Salz und Pfeffer abschmecken.

4 Gleichzeitig eine beschichtete Pfanne erhitzen, den Lachs darin auf jeder Seite 3 Minuten braten. Gemüse auf zwei Teller verteilen, grob zerpflücktes Basilikum darüber streuen. Darauf den Lachs anrichten und mit der Crème légère überziehen.

Dazu kann man sich zwei kleine Pellkartoffeln schmecken lassen.

Seezungenröllchen mit Spinat

Macht was her

Zutaten

für 1 Portion

2 Seezungenfilets
2 TL Zitronensaft
Salz, schwarzer Pfeffer
$^{1}/_{2}$ TL Dijon-Senf
50 g Blattspinat (frisch oder tiefgekühlt und aufgetaut)
2 TL Olivenöl
150 ml Gemüsebrühe
1 EL Crème légère (15 % Fett)
$^{1}/_{2}$ TL pflanzliches Bindemittel (z. B. Biobin aus dem Reformhaus)
$^{1}/_{2}$ Bund Dill

1 Die Fischfilets waschen, trockentupfen und der Länge nach halbieren. Mit dem Zitronensaft, Salz und Pfeffer würzen und mit dem Senf hauchdünn bestreichen.

2 Den Spinat waschen, putzen und verlesen. Den aufgetauten Spinat abtropfen lassen. Auf den Filets verteilen, dann diese aufrollen.

3 Das Öl in einer beschichteten Pfanne erhitzen. Die Fischröllchen darin bei mittlerer Hitze in 1 bis 2 Minuten rundherum anbraten. Die Röllchen aufstellen und die Brühe angießen. Aufkochen und zugedeckt bei milder Hitze etwa 7 Minuten dünsten. Den Fisch herausnehmen und warm stellen.

4 Die Dünstflüssigkeit bei starker Hitze in etwa 5 Minuten einkochen lassen. Die Crème légère und das Bindemittel einrühren. Den Dill waschen, trockenschütteln, die Blätter abzupfen und hacken. In die Sauce rühren. Mit den Seezungenröllchen anrichten.

Dazu schmeckt gekochter Naturreis mit Wildreis und noch eine Extraportion gedünsteter Spinat.

Variante: Preiswerter wird das Gericht mit Schollenfilets.

Gedämpfte Forelle mit Brokkoli

Zutaten

für 1 Portion

- 1 küchenfertige Forelle (etwa 350 g)
- 1 1/2 EL Zitronensaft
- Salz, schwarzer Pfeffer
- 3 Zweige Petersilie
- 1 Zweig Zitronenmelisse
- 1 Zitronenscheibe (unbehandelt)
- 200 g Brokkoliröschen
- 1 Knoblauchzehe
- 1/8 l trockener Weißwein
- 1/8 l Gemüsebrühe
- 1 Eigelb
- 2 EL Magermilchjogurt

1 Die Forelle waschen, trockentupfen, mit 1 Esslöffel Zitronensaft beträufeln, salzen und pfeffern. Kräuter waschen, trockenschütteln, die Blätter abzupfen und fein hacken. Mit der Zitronenscheibe in den Bauch der Forelle stecken.

2 Den Brokkoli waschen, putzen und in Röschen zerteilen. Den Brokkoli und die Forelle auf einen Dämpfeinsatz legen, mit Salz und Pfeffer würzen. Die Knoblauchzehe schälen, fein hacken und aufstreuen.

3 Wein und Brühe in einem ausreichend großen Topf zum Kochen bringen. Den Dämpfeinsatz darauf setzen und die Forelle zugedeckt bei mittlerer Hitze etwa 15 Minuten dämpfen.

4 In einer Edelstahlschüssel das Eigelb, den Jogurt, Salz, Pfeffer und den übrigen Zitronensaft verrühren, 3 Esslöffel Dämpfsud unter ständigem Rühren unterschlagen, bis die Masse schaumig ist. Den Jogurtschaum sofort mit der Forelle und dem Brokkoli servieren.
Dazu schmecken zwei kleine Pellkartoffeln (etwa 100 Gramm).

Tipp: 2 Teelöffel gehobelte Mandeln rösten und zum Schluss auf die Forelle streuen.

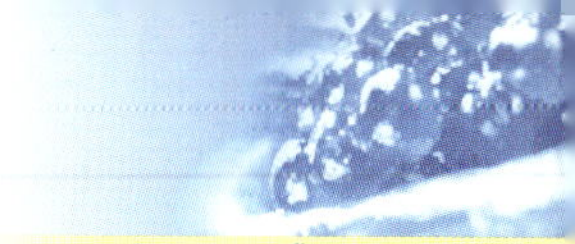

Calamari-Curry

Thai-Feeling

1 Die Tintenfische waschen, abtrocknen und die Körperbeutel in knapp 1 Zentimeter breite Ringe schneiden.
2 Die Paprikaschote und den Sellerie waschen, putzen und in kleine Würfel oder dünne Scheiben schneiden. Chilischote putzen, entkernen und sehr klein würfeln.
3 Das Öl erhitzen, die Tintenfische darin 1 Minute braten, herausheben und warm stellen. Die Paprika, den Sellerie und die Chilischote im verbliebenen Fett unter Rühren etwa 3 Minuten andünsten. Mit dem Fond ablöschen, Kokosmilch angießen, Currypaste einrühren und bei milder Hitze etwa 5 Minuten köcheln lassen.
4 Die Frühlingszwiebeln waschen, putzen und in feine Scheiben schneiden. Mit den Tintenfischen unter das Curry mischen. Mit Salz, Pfeffer und Limettensaft würzen. Den Koriander abbrausen, trockenschütteln, die Blätter abzupfen und obendrauf streuen.
Dazu schmeckt gekochter Vollkorn-Basmatireis.

Tipp: Fertige Thai-Currypaste gibt es im Asienladen oder in der Spezialitätenabteilung des Supermarkts zu kaufen. Reste davon können Sie problemlos im Kühlschrank aufbewahren.

Zutaten

für 1 Portion

125 g frische, küchenfertig vorbereitete Tintenfische
1 kleine rote Paprikaschote
1 Stange Staudensellerie
1/2 rote Chilischote
2 TL Erdnussöl
1/8 l Fischfond (aus dem Glas)
50 ml ungesüßte Kokosmilch (aus der Dose)
1 TL grüne Currypaste
2 kleine Frühlingszwiebeln
Salz, schwarzer Pfeffer
1–2 TL Limettensaft
3 Zweige Koriandergrün

Hummer provenzalisch

Zutaten
für 4 Portionen

2 frisch abgekochte Hummer (je etwa 600 g)
Salz, schwarzer Pfeffer
3 Schalotten
1 Knoblauchzehe
1 kleine Möhre
1 Stück Sellerie (etwa 50 g)
2 große Fleischtomaten
Je 3 Stängel Petersilie und Estragon
3 EL Olivenöl
150 ml trockener Weißwein
200 ml Fischfond (aus dem Glas)
1 Kräutersträußchen (Lorbeer, Thymian, Rosmarin)
1 EL Butter

1▸ Erst die Hummerscheren, dann den Schwanz vom Körper abtrennen und in Stücke schneiden. Den Brustpanzer mittendurch teilen. Die weißen Innereien und das Corail (Rogen) herauslösen und beiseite stellen, Magen entfernen. Untergelenke der Scheren abtrennen, Scheren und Beinpanzer aufklopfen. Alle Hummerstücke salzen und pfeffern.

2▸ Schalotten und Knoblauch pellen, Möhre und Sellerie schälen und alles in kleine Würfel schneiden. Tomaten überbrühen, häuten, vierteln, entkernen und hacken. Petersilie und Estragon fein hacken.

3▸ Das Olivenöl in einem breiten Schmortopf erhitzen, Hummerteile darin unter Wenden etwa 5 Minuten rösten, herausnehmen. Schalotten, Knoblauch, Sellerie und Möhre zugeben und etwa 3 Minuten dünsten. Wein und Fond angießen. Tomatenwürfel und alle Kräuter einrühren. Hummerteile darauf legen und zugedeckt etwa 10 Minuten köcheln lassen.

4▸ Die Hummerstücke herausnehmen, Fleisch auslösen, die Brustpanzer warm stellen. Sud passieren und etwa 5 Minuten einkochen lassen. Innereien und Corail in einem Mörser zerkleinern, mit der Butter verrühren und in die Sauce geben, einmal aufwallen lassen. Salzen und pfeffern. Hummerstücke auf einer Platte anrichten, Tomatensauce darüber gießen.
Dazu passt Vollkornbaguette.

Makrele aus dem Ofen

Der Herzschutz-Fisch

1 Die Makrele waschen, trockentupfen und die Haut auf beiden Seiten zwei- bis dreimal diagonal einschneiden. Den Fisch mit 1 Esslöffel Zitronensaft beträufeln, salzen und pfeffern.

2 Backofen auf 200 °C vorheizen. Eine Gratinform einfetten. Die Zucchini putzen, waschen und in Scheiben schneiden. Die Tomate waschen und ebenfalls in Scheiben aufschneiden. Zucchini- und Tomatenscheiben abwechselnd überlappend in die Form legen, danach leicht salzen und pfeffern.

3 Rosmarin- und Thymianzweige waschen, abzupfen und fein hacken. 1 Teelöffel Kräuter und eine Zitronenscheibe in den Bauch der Makrele stecken. Diese auf das Gemüse legen, mit den übrigen gehackten Kräutern bestreuen. Mit dem Olivenöl beträufeln.

4 Im heißen Ofen 25 Minuten (zweite Schiene von unten, Umluft 180 °C) braten, zwischendurch mit Dünstflüssigkeit beträufeln. Etwa 10 Minuten vor Ende der Garzeit Oliven auf dem Fisch verteilen.

Tipp: Schön knusprig wird die Makrele, wenn Sie sie zum Schluss noch 5 Minuten grillen oder bei 250 °C braten.

Zutaten

für 1 Portion

1 küchenfertige kleine Makrele (etwa 300 g)
$^{1}/_{2}$ unbehandelte Zitrone
Salz, schwarzer Pfeffer
Olivenöl zum Einfetten
1 kleine Zucchini (etwa 150 g)
1 große Tomate (etwa 100 g)
1 kleiner Rosmarinzweig
4 Thymianzweige
1 EL Olivenöl
5 grüne Oliven

Rotbarschfilet aus der Folie

Aromawunder

Zutaten

für 1 Portion

150 g Rotbarschfilet
2 TL Zitronensaft
Salz, schwarzer Pfeffer
3 Zweige Petersilie
2 Zweige Thymian
1 Zweig Basilikum
1 kleine Knoblauchzehe
2 TL Olivenöl
2 Tomaten (etwa 150 g)
Extrastarke Alufolie

1▸ Den Backofen auf 200 °C vorheizen (Umluft 180 °C). Das Fischfilet kalt abspülen, trockentupfen und mit dem Zitronensaft, Salz und Pfeffer würzen.

2▸ Die Petersilie und den Thymian waschen, trockenschütteln und abzupfen. Die Basilikumblätter ebenfalls abzupfen und mit den übrigen Kräutern fein hacken. Die Knoblauchzehe schälen und durch die Presse dazudrücken. Kräuter und Knoblauch mit 1 Teelöffel Öl zu einer Paste vermischen und den Fisch damit bestreichen.

3▸ Die Tomaten waschen, vom Blütenansatz befreien und quer in dünne Scheiben schneiden. Ein ausreichend großes Stück Alufolie mit dem übrigen Öl einpinseln, die Tomatenscheiben überlappend darauf legen, leicht salzen und pfeffern. Den Kräuterfisch darauf legen und fest in der Folie verpacken. Auf dem Rost in den heißen Ofen (Mitte) schieben, 15 bis 20 Minuten backen. Dazu passt eine Scheibe Roggen-Vollkornbrot.

Turbovariante: Statt der frischen Kräutermischung 1 Teelöffel Pesto auf den Fisch streichen.

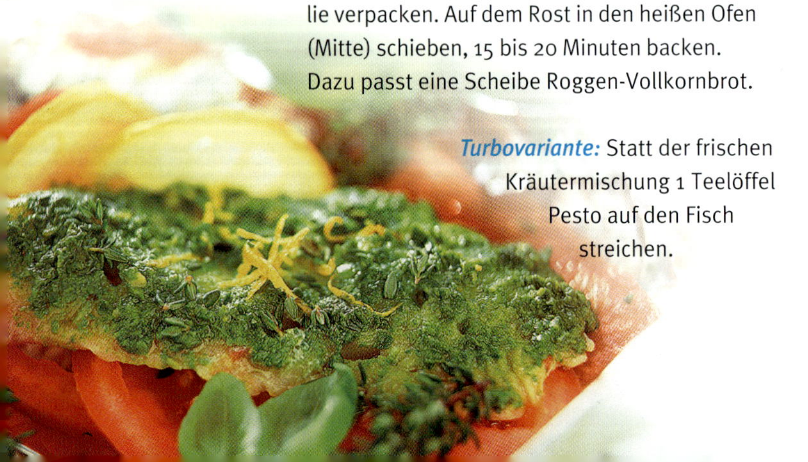

Heilbutt mit Gemüse

Ausflug in den Süden

1 Das Fischfilet waschen, trockentupfen und mit dem Zitronensaft beträufeln. Beidseitig leicht salzen und pfeffern.

2 Den Backofen auf 220 °C (Umluft 200 °C) vorheizen. Tomaten waschen, vom Blütenansatz befreien und quer in Scheiben schneiden. Die Paprikaschote putzen und in Streifen schneiden. Die Zwiebel abziehen und in feine Ringe teilen.

3 Eine kleine ofenfeste Form mit der Hälfte der Tomaten, Zwiebelringe und Paprikastreifen auslegen. Den Fisch darauf legen und mit dem restlichen Gemüse bedecken. Olivenöl, Brühe und die geschälte und zerdrückte Knoblauchzehe verquirlen, darüber gießen. Form mit Alufolie abdecken.

4 Im heißen Ofen (Mitte) 25 bis 30 Minuten dünsten. Die Petersilie waschen, trockenschütteln, abzupfen und fein hacken. Vor dem Servieren die Folie abnehmen, die Petersilie aufstreuen.
Als Beilage schmeckt Naturreis.

Tipp: Ideales Essen auch für mehr Personen. Einfach die Mengen entsprechend erhöhen.

Zutaten

für 1 Portion

130 g Heilbuttfilet
1 EL Zitronensaft
Salz, schwarzer Pfeffer
2 Tomaten (etwa 150 g)
1/2 grüne Paprikaschote
1/2 kleine weiße Zwiebel
1 TL gehackter Thymian (frisch oder getrocknet)
2 TL Olivenöl
5 EL Gemüsebrühe
1 kleine Knoblauchzehe
4 Zweige Petersilie

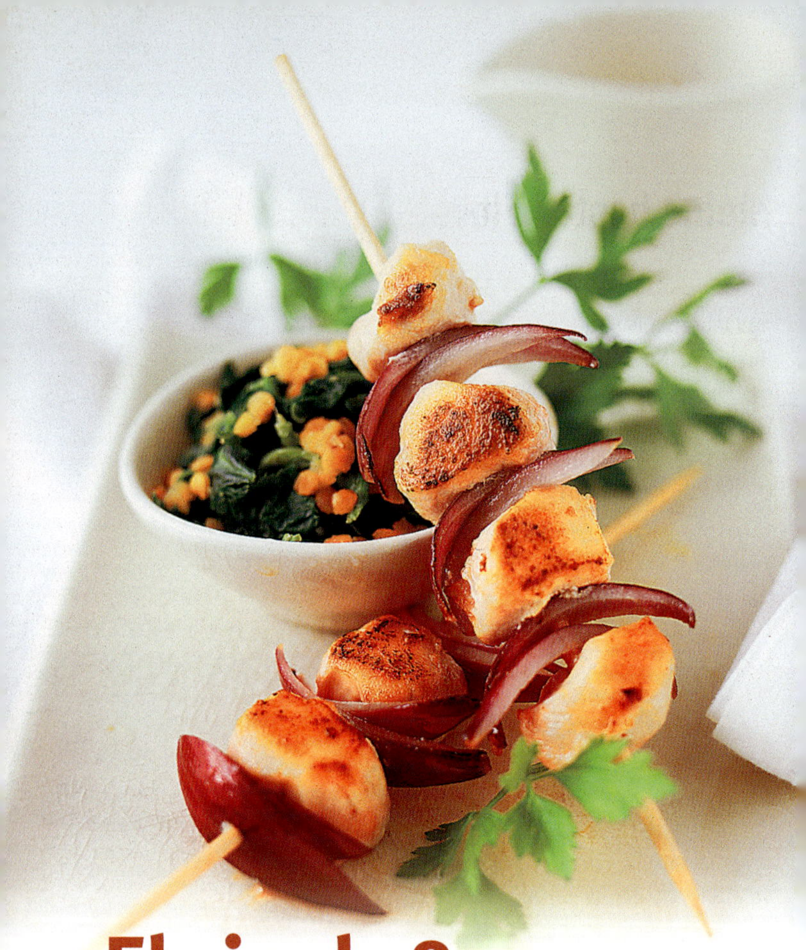

Fleisch & Geflügel

In Italien nennt man den Auftakt zur Fastenzeit Carnevale, *was so viel heißt wie:* Auf Wiedersehen, Fleisch! *Wir tendieren eher zu* Marshmellowvale *und* Pommesvale. *Und sagen:* »Bien venuto, carne!« *Herzlich willkommen! Weil Fleisch ein Schlankmacher ist, der schmeckt. Weiterlesen, braten und einfach nur genießen!*

Meine besten Fit-mit-Fleisch-Tipps

Achten Sie auf Qualität Vegetarier sind vor zwei Millionen Jahren ausgestorben. Darum essen Sie ruhig Fleisch, das mögen Ihre Gene. Nur ein guter Rat: Machen Sie einen großen Bogen um Sonderangebote. Denn schnell und billig produziertes Fleisch enthält viel Wasser, schrumpft in der Pfanne. Und die Wachstumshormone, Antibiotika etc. im Billigfleisch brauchen Sie auch nicht. Zahlen Sie für Qualität bei einem (Bio-)Fleischer Ihres Vertrauens.

Klug auswählen Geflügel, Kalbfleisch, Wild und Lamm lassen Sie den Vortritt. Denn fette Schweine, fette Rinder und Innereien stecken voller Arachidonsäure. Sie ist Baustein für die schlechten Eicos, Gewebehormone, die den ganzen Menschen auf alt und krank umpolen.

Eiweiß light Fleisch ist ein wertvoller Eiweißlieferant. Aber liefert leider die alt machenden gesättigten Fettsäuren gleich mit, dazu Gicht erregende Purine und Cholesterin. Noch dicker schlägt sich Wurst auf Ihr Hüftkonto nieder. Wurst enthält im Durchschnitt 30 bis 40 Prozent Fett. Gute Lösung: Fleisch und Wurst so mager wie möglich wählen, vom Schinken die Fettränder abschneiden.

Wurstsemmeln & Co Unter Wurstsemmel sollten Sie nicht Eiweiß verstehen. Auch nicht unter Salamibrot, panierten Chickennuggets & Co. Das ist der Deutschen effektivstes Mastmittel. Die Semmel, das Brot, die Panade locken das Insulin und sorgen dafür, dass das träge Fett aus der Wurst, die Transfettsäuren aus der Fritteuse schnurstracks auf den Hüften landen. Bessere Alternative: Wählen Sie Fleisch und Schinken, die mager sind. Und genießen Sie beides mit einem ganz kleinen Stück Brot. GLYX-niedrig natürlich.

Zauberstoff Carnitin Sie haben einen Zauberstoff in Ihrem Körper. Etwa 20 Gramm davon. Er heißt Carnitin und ist nichts anderes als das Transportschiffchen, das die Fettmoleküle in die Öfchen der Muskelzellen zur Verbrennung transportiert. Carnitin erhöht die Fettverbrennung um 25 bis 30 Prozent – aber nur wenn Sie sich bewegen und klug essen. Carnitin steckt vor allem im Schaffleisch. Auch magere Schweine und Rinder sind gute Lieferanten. Oder ein gutes Eiweißkonzentrat.

Kluge Jäger Je mehr Jagdglück der Urmensch hatte, desto mehr Phosphor nahm er auf, desto größer wurde sein Gehirn. Als Bestandteil von Lezithin hält Phosphor das Gehirn wach und die Nerven rege. Die beste Quelle für Phosphor ist Fleisch. Allerdings fiel Fleisch früher nicht vom Himmel – wie heute beim Fleischer. Es musste erobert werden. Heute weiß die Wissenschaft: Ohne Bewegung kein neuronales Netz. Laufen Sie also: täglich 30 Minuten. Dann genießen Sie das Lammfilet mit grünen Bohnen auf Seite 141 – und Ihr IQ steigt und steigt und steigt.

Geflügel verleiht Flügel Optimisten haben ein sonniges Gemüt. Sie lieben zartes Geflügel. Es liefert die gehirnaktiven Eiweißbausteine Phenylalanin und Tryptophan, die Moleküle, aus welchen das Gehirn Wohlgefühl, Freude und Kreativität bastelt. Ausprobieren – mit dem Brokkoli-Hähnchen-Wok auf Seite 130.

Wildwechsel Essen Sie immer wieder zur Abwechslung Wild. Es springt fröhlich herum, hat weniger und gesünderes Fett (sogar die wichtigen Omega-3-Fettsäuren) und wird nicht mit Hormonen und Antibiotika gemästet. Testen Sie selbst mit den Hirschmedaillons in Wacholdersauce auf Seite 142.

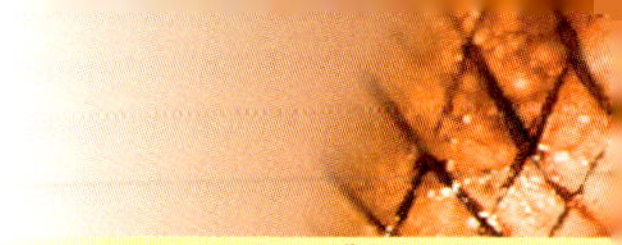

Kaninchenspieße mit Spinat-Linsen

Edler Light-Genuss

1▸ Die Kaninchenrückenfilets waschen, abtrocknen und in jeweils vier gleichmäßig große Stücke schneiden, diese salzen und pfeffern. Die Zwiebel schälen und in sechs dünne Spalten schneiden. Abwechselnd Fleisch- und Zwiebelstücke auf zwei Schaschlikspieße reihen.

2▸ In einer Pfanne 2 Teelöffel Öl erhitzen, die Kaninchenspieße darin bei mittlerer Hitze von beiden Seiten 4 bis 5 Minuten braten.

3▸ Inzwischen die Linsen abbrausen und abtropfen lassen. Den Spinat waschen, verlesen, die harten Stängel entfernen. Knoblauchzehe schälen.

4▸ Das übrige Öl erhitzen, die Linsen und den zerdrückten Knoblauch darin bei mittlerer Hitze kurz andünsten. Die Brühe angießen, aufkochen und die Linsen zugedeckt bei milder Hitze etwa 10 Minuten quellen lassen. Mit Salz und Pfeffer abschmecken.

5▸ Den Spinat hinzufügen und 2 Minuten mitdünsten. Das Spinat-Linsen-Gemüse mit den Kaninchenspießen anrichten. Den Jogurt oder die saure Sahne als Klecks obendrauf geben. Dazu schmecken zwei Scheibchen Vollkornbaguette (etwa 30 Gramm) und trockener Weißwein.

Variante: Wer kein ausgelöstes Kaninchenrückenfilet bekommt, kann stattdessen Puten- oder Hähnchenbrustfilet nehmen.

Zutaten

für 1 Portion

2 Kaninchenrückenfilets (etwa 100 g)
Salz, schwarzer Pfeffer
1 kleine rote Zwiebel
3 TL Olivenöl
50 g rote Linsen
50 g Blattspinat
1 kleine Knoblauchzehe
$^1/_8$ l Gemüsebrühe
1 EL Naturjogurt oder saure Sahne

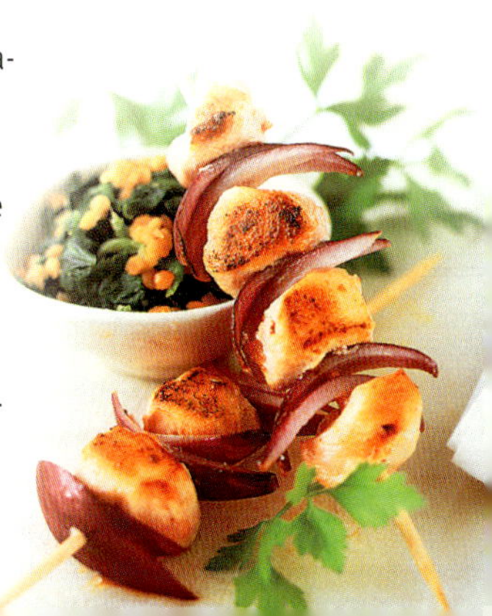

Brokkoli-Hähnchen-Wok

Zutaten

für 1 Portion

80 g Hähnchenbrustfilet
Salz, schwarzer Pfeffer
100 g Brokkoliröschen
1 kleine rote Paprikaschote
1 Schalotte
1 Knoblauchzehe
60 ml Hühnerbrühe
2 TL trockener Sherry
1 EL Sojasauce
2 TL Erdnussöl
1 g pflanzliches Bindemittel (z. B. Biobin aus dem Reformhaus)
4 Cashewkerne

1 Das Hähnchenbrustfilet waschen, trockentupfen und in dünne Scheiben schneiden, pfeffern. Den Brokkoli waschen, putzen und in kleinere Röschen teilen. Die Paprikaschote waschen, putzen und klein würfeln. Die Schalotte und die Knoblauchzehe schälen und fein hacken. Die Brühe mit dem Sherry und der Sojasauce in einem Schälchen verrühren.

2 Erst den Wok, dann darin 1 Teelöffel Öl stark erhitzen. Das Fleisch etwa 4 Minuten unter Rühren braten, herausheben und warm stellen. Das übrige Öl erhitzen, die Brokkoliröschen dazugeben und etwa 2 Minuten pfannenrühren. Die Paprika-, Schalotten- und Knoblauchwürfel hinzufügen, alles noch etwa 4 Minuten unter Rühren braten. Die Würzsauce angießen, das Bindemittel einrühren und kurz köcheln, bis die Sauce gebunden ist. Das Fleisch zufügen und etwa 1 Minute vermischen, salzen und pfeffern. Die Cashewkerne aufstreuen.
Dazu schmeckt Basmati-Naturreis.

Würztipp: Das passt außerdem – zwei Spritzer Sesamöl und ein haselnussgroßes Stück fein gehackter Ingwer.

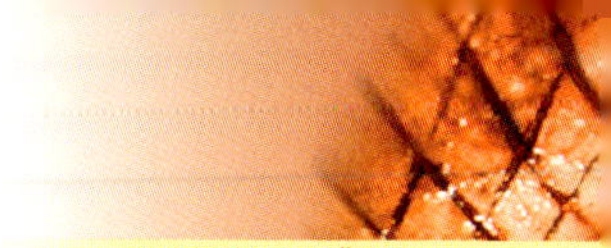

Putengeschnetzeltes mit Pilzen

Unwiderstehlich schlank

Zutaten
für 1 Portion

100 g Putenbrustfilet
125 g gemischte Pilze (z. B. Champignons, Egerlinge, Austernpilze)
1 kleine Schalotte
50 g tiefgekühlte Erbsen
1 getrocknete Tomate (in Öl)
3 TL Rapsöl
Salz, schwarzer Pfeffer
1 TL Weizen-Vollkornmehl
100 ml Gemüsefond (aus dem Glas)
1 EL Crème légère (15 % Fett)

1 Das Putenfilet waschen, trockentupfen und in feine Streifen schneiden. Die Pilze abreiben und putzen, Champignons und Egerlinge je nach Größe halbieren oder vierteln, die Austernpilze grob zerteilen. Die Schalotte abziehen und fein würfeln. Die Erbsen antauen lassen. Die getrocknete Tomate abtropfen lassen, klein würfeln.

2 In einer beschichteten Pfanne 2 Teelöffel Öl erhitzen, das Fleisch darin portionsweise in etwa 5 Minuten kräftig anbraten. Salzen, pfeffern und aus der Pfanne nehmen. Die Schalottenwürfel und die Pilze mit dem übrigen Öl in die Pfanne geben, unter Rühren etwa 3 Minuten dünsten. Mit dem Mehl bestäuben, den Fond angießen und aufkochen lassen. Tomatenwürfel hinzufügen und etwa 3 Minuten bei mittlerer Hitze einkochen lassen.

3 Fleisch und Erbsen dazugeben, etwa 5 Minuten bei kleiner Hitze ziehen lassen. Crème légère einrühren, salzen und pfeffern.
Als Beilage passt Naturreis.

Variante: Besonders aromatisch schmeckt das Gericht, wenn Sie statt der Zuchtpilze frische Wildpilze, wie Pfifferlinge und/oder Steinpilze, verwenden.

Hähnchenbrust auf mediterranen Bohnen

Mineralien- und Eiweißpower

Zutaten

für 1 Portion

100 g Hähnchenbrustfilet
1/2 Zitrone
2 TL gehackter Rosmarin
1/2 TL gehackter Thymian
1 kleine Zwiebel
1 kleine Knoblauchzehe
4 TL Olivenöl
100 g weiße Bohnen (aus der Dose)
6 EL Geflügelfond (aus dem Glas)
Salz, schwarzer Pfeffer
1 Fleischtomate
1/2 Bund Petersilie

1▸ Das Hähnchenbrustfilet waschen und abtrocknen. Den Saft der Zitrone mit 1 Teelöffel Rosmarin und dem Thymian verrühren, das Fleisch darin 30 Minuten marinieren.

2▸ Die Zwiebel und die Knoblauchzehe schälen und fein hacken. 2 Teelöffel Öl in einer Pfanne erhitzen, Zwiebel, Knoblauch und den übrigen gehackten Rosmarin darin kurz anrösten. Die Bohnen abtropfen lassen und dazugeben. Den Fond angießen, salzen, pfeffern und alles zugedeckt bei schwacher Hitze etwa 10 Minuten schmoren lassen.

3▸ Inzwischen die Tomate überbrühen, abschrecken, häuten, entkernen und achteln. Zum Gemüse dazugeben und alles 10 Minuten garen.

4▸ Das Hähnchenbrustfilet trockentupfen, in dem übrigen heißen Öl auf jeder Seite 4 Minuten braten. Mit dem Bohnengemüse anrichten. Petersilie waschen, trockenschütteln, hacken und aufstreuen.

Beilagenempfehlung: Vollkornbrot.

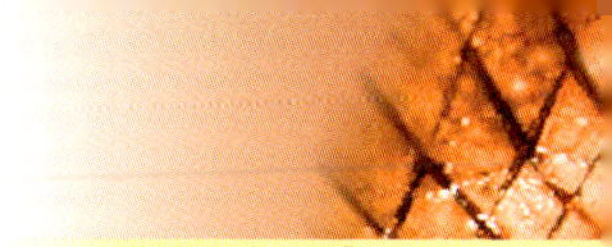

Buntes Paprikaschnitzel

Farbig macht fit

1 Das Putenschnitzel waschen, trockentupfen und auf beiden Seiten pfeffern. Die Paprikaschoten waschen, putzen, entkernen und in kleine Würfel schneiden. Die Zwiebel und die Knoblauchzehe schälen und fein würfeln.

2 Das Öl in einer Pfanne erhitzen. Das Schnitzel darin auf jeder Seite etwa 4 Minuten braten. Herausnehmen, salzen und warm stellen. Die Zwiebel und den Knoblauch in die Pfanne geben und glasig dünsten. Die Paprikawürfel, den Thymian und das Paprikapulver dazugeben und etwa 2 Minuten mitdünsten. Die Brühe angießen und das Gemüse zugedeckt bei mittlerer Hitze etwa 5 Minuten weiterdünsten.

3 Das Paprikagemüse vom Herd nehmen, die saure Sahne unterrühren. Das Schnitzel auf einen vorgewärmten Teller legen, die Paprika-Rahmsauce darauf verteilen.

Dazu schmeckt 50 Gramm gekochter Naturreis mit 1 Esslöffel gehackter Petersilie.

Tipp: Wer Paprikaschoten nicht so gut verträgt, kann sie für ein Pilzschnitzel durch 150 Gramm Champignons oder Egerlinge ersetzen.

Zutaten

für 1 Portion

1 Putenschnitzel (etwa 100 g)
Salz, schwarzer Pfeffer
Je 1/2 rote, gelbe und grüne Paprikaschote (etwa 200 g)
1 kleine Zwiebel
1 kleine Knoblauchzehe
2 TL Rapsöl
1 TL frisch gehackter oder getrockneter Thymian
1 TL edelsüßes Paprikapulver
3 EL Gemüsebrühe
1 EL saure Sahne

Grünes Hähnchen-Curry

Feuert den Stoffwechsel an

Zutaten

für 1 Portion

100 g Hähnchenbrustfilet
1 kleine Zucchini (etwa 100 g)
1 grüne Spitzpaprika
1 kleine Schalotte
1 kleine Knoblauchzehe
1 kleines Stück Zitronengras
2 TL Erdnussöl
5 EL ungesüßte Kokosnussmilch (aus der Dose)
100 ml Geflügelfond (aus dem Glas)
1 TL grüne Currypaste
1 TL Fischsauce
3 Stängel Koriandergrün

1▸ Das Fleisch waschen, trockentupfen und in dünne Scheiben schneiden. Die Zucchini waschen, putzen und in Scheiben schneiden. Die Spitzpaprika halbieren, putzen und in feine Halbringe schneiden. Schalotte und Knoblauch pellen und fein würfeln. Das Zitronengras von den holzigen Außenblättern befreien und fein hacken.

2▸ Das Öl in einer Pfanne erhitzen, das Fleisch darin in 2 bis 3 Minuten unter Wenden goldbraun braten. Herausnehmen und warm halten. Dann Schalotte und Knoblauch im Bratfett kurz andünsten, Zucchini und Paprika einrühren, etwa 3 Minuten mitdünsten. Kokosnussmilch und Fond angießen, Currypaste und Zitronengras einrühren. Aufkochen und 5 Minuten köcheln lassen.

3▸ Das Fleisch zugeben und weitere 3 Minuten bei milder Hitze ziehen lassen. Das Curry mit Fischsauce abschmecken. Das Koriandergrün abzupfen, hacken und aufstreuen.
Dazu schmeckt Naturreis.

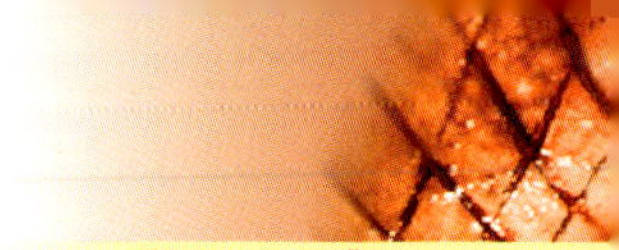

Geflügelfrikadellen mit Kohlrabigemüse

Leichte Dreharbeiten

1 Das Fleisch trockentupfen und durchdrehen (am besten geht das im angefrorenen Zustand im elektrischen Zerkleinerer) oder sehr fein hacken. Die Schalotte schälen und klein würfeln. Die Petersilie waschen, abzupfen und fein hacken.
2 Fleisch, Schalotte, Petersilie, Eigelb und Semmelbrösel vermischen, mit Salz und Pfeffer zu einem glatten Teig verkneten. Aus der Masse drei kleine Frikadellen formen.
3 Eine Grillpfanne mit dem Öl einstreichen und stark erhitzen. Die Frikadellen darin auf beiden Seiten etwa 5 Minuten anbraten, dann bei mittlerer Hitze unter gelegentlichem Wenden weitere 5 bis 7 Minuten braten.
4 Den Kohlrabi und die Möhre schälen und in dünne Scheiben schneiden. In der Brühe zugedeckt bei mittlerer Hitze 5 bis 7 Minuten dünsten. Mit Salz, Pfeffer und Zitronensaft würzen, den Schmand einrühren. Die Basilikumblätter abzupfen, grob hacken und über das Gemüse streuen. Mit den Frikadellen anrichten.

Bürotipp: Den lauwarmen Kohlrabi mit 2 Teelöffel Rapsöl vermischen und als Salat zu den erkalteten Geflügelfrikadellen servieren.

Zutaten

für 1 Portion

- 100 g Hähnchenbrustfilet
- 1 kleine Schalotte
- 3 Zweige Petersilie
- 1 Eigelb
- 1 EL Vollkorn-Semmelbrösel
- Salz, schwarzer Pfeffer
- 3 TL Olivenöl
- 1 junger Kohlrabi (etwa 250 g)
- 1 Möhre (etwa 75 g)
- 100 ml Gemüsebrühe
- 1 TL Zitronensaft
- 1 EL Schmand (24 % Fett)
- 1 Zweig Basilikum

Kaninchenragout mit Champignons

Feinschmeckertraum

Zutaten

für 1 Portion

2 ausgelöste Kaninchenrückenfilets (je etwa 50 g)
100 g kleine weiße Champignons
50 g Zuckerschoten
1 kleine Schalotte
Je 3 Zweige Thymian und Petersilie
1 TL Rapsöl
1 TL Butter
50 ml Geflügelfond (aus dem Glas)
Salz, schwarzer Pfeffer
1 EL trockener Sherry

1 Die Kaninchenfilets trockentupfen und in Scheiben schneiden. Die Champignons abreiben, putzen und vierteln. Die Zuckerschoten waschen, putzen und halbieren. Die Schalotte pellen und fein würfeln. Die Kräuter abbrausen, trockenschütteln, von den Stielen zupfen und hacken.

2 Das Öl und die Butter in einer beschichteten Pfanne erhitzen, das Fleisch hineingeben und unter Wenden etwa 3 Minuten anbraten. Herausnehmen und warm halten.

3 Anschließend Champignons, Zuckerschoten und Schalottenwürfel in die Pfanne geben und etwa 3 Minuten anbraten. Mit dem Fond ablöschen und etwa 5 Minuten einkochen lassen. Mit Salz, Pfeffer und Sherry würzen. Das Fleisch und die Kräuter untermischen und erwärmen. Dazu eine Scheibe gerösteten Vollkorntoast servieren.

Variante: Wer kein Kaninchenrückenfilet bekommt, nimmt Hähnchen- oder Putenbrustfilet. Auch sehr fein: Entenbrustfilet ohne Haut.

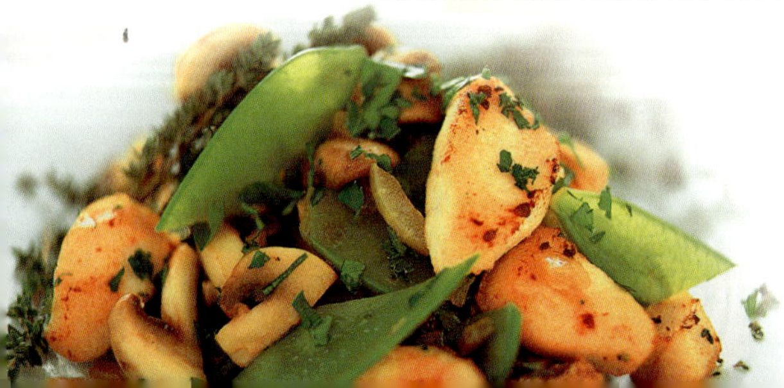

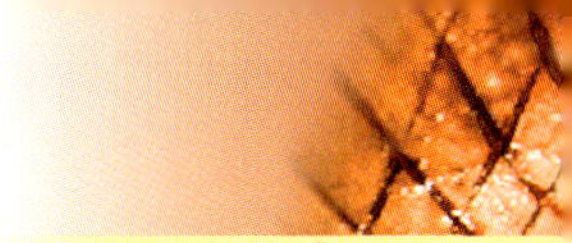

Saltimbocca in Zitronen-Kapern-Sauce

Ideale Fatburner-Kombination

1 Das Schnitzel mit dem Handballen flach streichen, quer halbieren. Die Salbeiblätter abreiben und auf das Fleisch legen, mit je einer Scheibe Lachsschinken belegen. Das Fleisch umklappen und mit einem Holzstäbchen feststecken.

2 Eine beschichtete Pfanne mit dem Öl einpinseln und stark erhitzen. Die Saltimboccas darin 1 bis 2 Minuten braten, salzen und pfeffern. Aus der Pfanne nehmen und warm halten.

3 Den Bratensatz mit dem Zitronensaft und dem Fond oder der Brühe ablöschen, 2 bis 3 Minuten einkochen lassen. Die Sauce mit dem Zucker und der Zitronenschale würzen, die Kapern und die Butter einrühren, salzen und pfeffern. Die Zitronen-Kapern-Sauce zu den Saltimboccas servieren.

Tipp: Dazu passt ein kleines Vollkornbrötchen oder eine kleine Portion Bandnudeln als Beilage.

Zutaten

für 1 Portion

1 dünnes Kalbsschnitzel (etwa 100 g)
2 Salbeiblätter
2 Scheiben Lachsschinken
1 TL Olivenöl
Salz, schwarzer Pfeffer
2 EL Zitronensaft
50 ml Geflügelfond oder Hühnerbrühe
1/2 TL Fruchtzucker
1/4 TL fein abgeriebene Zitronenschale (unbehandelt)
1 TL kleine Kapern
1 TL Butter

Pochiertes Kalbsfilet mit Romanesco

Pikant, leicht, zum Abnehmen

Zutaten

für 1 Portion

100 g Kalbsfilet
Salz, schwarzer Pfeffer
200 g Romanesco
1/2 l Hühnerbrühe
1 Lorbeerblatt
1 Schalotte
1/2 Bund Petersilie
1 EL Weißweinessig
1 EL Olivenöl
2 TL kleine Kapern

1 Das Filet waschen, trockentupfen und rundherum mit Pfeffer einreiben. Den Romanesco waschen, putzen und in kleine Röschen teilen.

2 Die Brühe in einem Topf zum Kochen bringen. Das Filet mit dem Romanesco und Lorbeer hineingeben und etwa 10 Minuten bei milder Hitze ziehen lassen.

3 Inzwischen die Schalotte schälen und sehr fein würfeln. Die Petersilie waschen, trockenschütteln und fein hacken. Den Essig mit Salz, Pfeffer, Öl und 3 Esslöffel Brühe zu einer Vinaigrette verrühren. Die Kapern, die Schalottenwürfel und die Petersilie untermischen.

4 Das Filet aus der Brühe heben und abtropfen lassen, dann in dünne Scheiben aufschneiden und auf einem vorgewärmten Teller anrichten. Die Kapern-Vinaigrette darüber verteilen. Den Romanesco ebenfalls aus dem Sud heben, abtropfen lassen und zum Fleisch servieren.

Bürotipp: Fleisch und Romanesco im Sud abkühlen lassen. Aufschneiden, anrichten und mit der Vinaigrette beträufeln. Als Imbiss mit ins Büro nehmen.

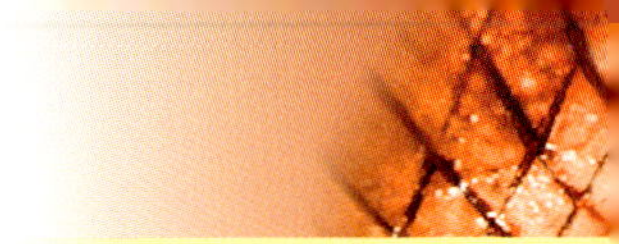

Hackpfanne mit Chinakohl

Schlankgarantie

1 Den Chinakohl waschen, putzen und in sehr feine Streifen schneiden. Die Frühlingszwiebeln waschen, putzen und in dünne Ringe schneiden. Knoblauchzehe schälen und fein würfeln.

2 In einer Pfanne 1 Teelöffel Öl erhitzen, das Tatar darin unter Rühren in etwa 5 Minuten braun und krümelig braten.

3 Das übrige Öl in der Pfanne erhitzen, Frühlingszwiebeln, Chinakohl und Knoblauch dazugeben und unter Wenden etwa 3 Minuten mitbraten. Mit Salz, Pfeffer und Paprikapulver würzen. Tomatenmark einrühren, Brühe angießen und zugedeckt das Ganze 3 Minuten ziehen lassen.

4 Die Petersilie waschen, trockenschütteln, die Blätter abzupfen, fein hacken und obendrauf streuen.

Dazu schmeckt Naturreis.

Tipp: Statt als Beilage können Sie den gekochten Reis auch unter das Tatar-Gemüse mischen und etwa 5 Minuten mitbraten.

Zutaten

für 1 Portion

200 g Chinakohl
2 Frühlingszwiebeln
1 kleine Knoblauchzehe
3 TL Rapsöl
100 g Tatar
Salz, schwarzer Pfeffer
$^{1}/_{2}$ TL edelsüßes Paprikapulver
1 TL Tomatenmark
5 EL Fleischbrühe
4 Zweige Petersilie

Lamm-Souflaki mit Bulgursalat

Weckt die Lebensgeister

Zutaten

für 1 Portion

100 g Lammlende
4 TL Olivenöl
1 EL + 2 TL Zitronensaft
$^{1}/_{4}$ TL getrockneter Rosmarin
1 kleine Knoblauchzehe
Salz, schwarzer Pfeffer
30 g Bulgur-Weizengrieß
1 reife Tomate
1 Minigurke (etwa 100 g)
1 Frühlingszwiebel
3 Zweige Petersilie
1 Minzezweig
$^{1}/_{4}$ TL gemahlener Kreuzkümmel

1▸ Das Fleisch abtrocknen und in Würfel (etwa 1 $^{1}/_{2}$ Zentimeter) schneiden. Je 2 Teelöffel Olivenöl und Zitronensaft mit dem Rosmarin und der zerdrückten Knoblauchzehe verrühren, salzen und pfeffern. Das Fleisch darin wenden und 20 Minuten durchziehen lassen.

2▸ $^{1}/_{8}$ Liter Salzwasser aufkochen, Bulgur einstreuen und zugedeckt etwa 10 Minuten bei schwacher Hitze köcheln, dann noch etwa 3 Minuten nachquellen lassen.

3▸ Die Tomate waschen, würfeln, samt Saft und Kernen zum Bulgur geben. Die Gurke schälen und ebenfalls in kleine Würfel schneiden. Die Frühlingszwiebel waschen, putzen und in feine Ringe schneiden. Die Petersilie und die Minze waschen, abzupfen und grob hacken.

4▸ Den fertigen Bulgur mit 1 Esslöffel Zitronensaft und dem übrigen Olivenöl anmachen, Gemüse und Kräuter untermischen. Mit Kreuzkümmel, Salz und Pfeffer abschmecken, etwa 15 Minuten ziehen lassen.

5▸ Das Lammfleisch auf einen Schaschlikspieß stecken. Eine beschichtete schwere Pfanne stark erhitzen, den Spieß darin in 7 bis 10 Minuten rundherum kräftig anbraten und zwischendurch mit der Marinade einpinseln. Mit dem Bulgursalat anrichten.

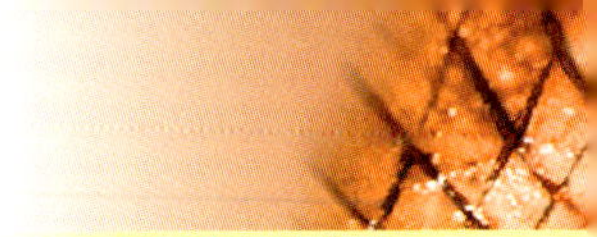

Lammfilet mit grünen Bohnen

Mediterranes Glück

1▸ Die Bohnen waschen, putzen und in der Mitte einmal durchschneiden. In kochendes Salzwasser geben und in 10 Minuten bissfest garen, abgießen, abschrecken und abtropfen lassen.
2▸ Die Schalotte und die Knoblauchzehe schälen und fein würfeln. Das Lammfilet waschen, trockentupfen und mit Salz und Pfeffer einreiben.
3▸ Das Öl in einer Pfanne erhitzen, das Filet darin bei starker Hitze rundherum in etwa 5 Minuten anbraten. Aus der Pfanne nehmen und warm stellen. Die Hitze reduzieren. Die Schalottenwürfel, den Knoblauch und die grünen Bohnen ins heiße Bratfett geben und etwa 5 Minuten bei mittlerer Hitze braten.
4▸ Inzwischen die Tomaten waschen und halbieren, dazugeben und 2 Minuten mitdünsten. Das Lammfilet zurück in die Pfanne geben, alles mit Salz, Pfeffer und dem Thymian würzen.
Dazu zwei Scheiben Vollkornbaguette reichen.

Beilagenvariante: Zwei kleine Pellkartoffeln (etwa 100 Gramm) in Spalten schneiden und mit den Bohnen mitbraten.

Zutaten

für 1 Portion

150 g grüne Bohnen
Salz, schwarzer Pfeffer
1 Schalotte
1 kleine Knoblauchzehe
1 Lammfilet (etwa 80 g)
1 EL Olivenöl
4 Kirschtomaten
1 TL frisch gehackter Thymian

Hirschmedaillons in Wacholdersauce

Zutaten

für 1 Portion

100 g Hirschfilet
Salz, schwarzer Pfeffer
1 TL Rapsöl
1 TL Butter
1 Schalotte
2 Wacholderbeeren
75 ml Wildfond (aus dem Glas)
50 ml trockener Rotwein
0,5 g pflanzliches Bindemittel (z. B. Biobin aus dem Reformhaus)

1▸ Das Hirschfilet in zwei gleich große Scheiben schneiden. Die Medaillons flach drücken, salzen und pfeffern. Das Öl und die Butter in einer Pfanne erhitzen. Die Medaillons darin bei starker Hitze auf jeder Seite etwa 2 Minuten anbraten.

2▸ Inzwischen die Schalotte pellen und fein würfeln. Die Wacholderbeeren hacken. Beides zum Fleisch geben und kurz andünsten. Den Fond und den Wein angießen und alles etwa 10 Minuten bei schwacher Hitze schmoren lassen.

3▸ Das Fleisch aus der Pfanne nehmen. Das Bindemittel in die Sauce rühren und einmal kurz aufkochen lassen. Mit Salz und Pfeffer abschmecken. Das Fleisch mit der Sauce anrichten.

Als Beilage schmeckt gedünsteter Rotkohl.

Variante: Statt der Hirschmedaillons können Sie ebenso gut zwei Scheiben Rehrückenfilet schmoren.

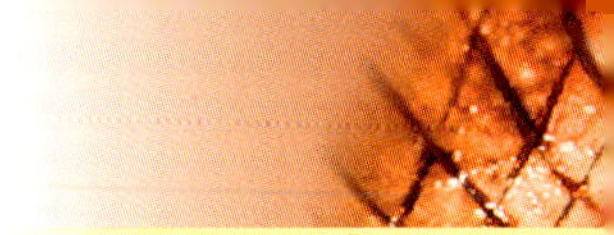

Rehfilet mit Preiselbeeren

Fruchtig genießen

1 Das Fleisch in zwei gleich große Scheiben schneiden und flach drücken. 2 Teelöffel Olivenöl, Thymian, Salz und Pfeffer verrühren, das Fleisch damit einstreichen. Zwiebel und Knoblauch schälen und fein hacken. Den Sellerie schälen und in sehr kleine Würfel schneiden.

2 Eine Pfanne stark erhitzen, die Filets darin bei mittlerer Hitze auf beiden Seiten in 7 bis 8 Minuten braun braten. Herausnehmen, in Alufolie wickeln und ziehen lassen.

3 Inzwischen das übrige Öl in der Pfanne erhitzen, Zwiebel, Knoblauch und Sellerie darin 2 bis 3 Minuten unter Wenden dünsten. Den Wein angießen und offen bei starker Hitze in 5 Minuten einkochen lassen. Preiselbeeren und Frutilose dazugeben, noch 2 bis 3 Minuten köcheln lassen, salzen und pfeffern. Den gezogenen Fleischsaft angießen, Fleisch kurz in der Pfanne erhitzen.

Beilagenempfehlung: Naturreis.

Zutaten

für 1 Portion

100 g Rehrückenfilet
4 TL Olivenöl
1 TL gehackter Thymian
Salz, schwarzer Pfeffer
1 kleine rote Zwiebel
1 kleine Knoblauchzehe
100 g Knollensellerie
150 ml trockener Rotwein
60 g frische Preiselbeeren (ersatzweise Dunst-Preiselbeeren aus dem Reformhaus)
2 TL Frutilose (Obstsüße, aus dem Reformhaus)

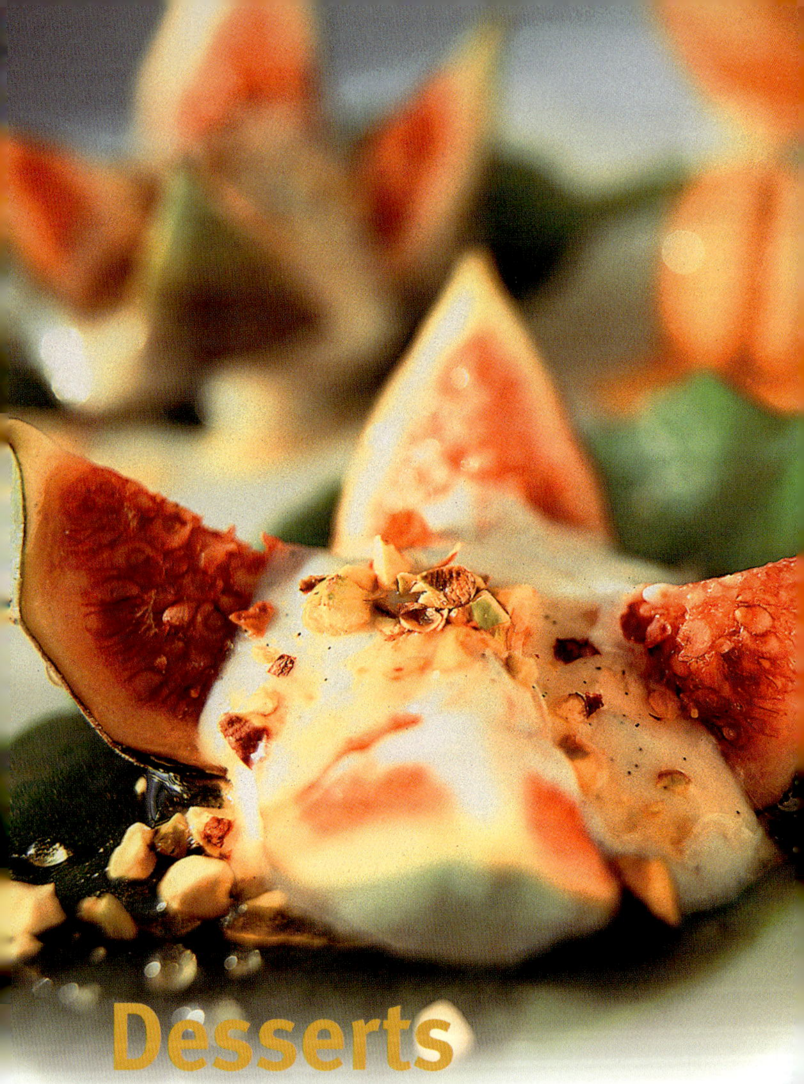

Desserts

Die besten Desserts wachsen auf Bäumen und Sträuchern. Wer sie zu veredeln versteht, entführt den Gaumen in ein Wunderland, in dem sich Beeren mit Nüssen vereinen. Äpfel mit Melonen und Orangen mit Birnen. Kulinaria *heißt dieses Wunderland. Sie finden es auf den folgenden Seiten. Kleiner Vorgeschmack: Feigen mit Honigjogurt, Zitronenricotta mit Himbeeren …*

Meine besten Naschtipps

Die Sonne schmeckt süß Heißhunger auf Süßes zeigt den Mangel am Glücksbotenstoff Serotonin im Gehirn an. Deswegen macht Schokolade glücklich. Es gibt aber auch ein Glück ohne kalorische Nebenwirkungen: Licht. Es erhöht den Serotoninspiegel, und genau deshalb sind Morgenläufer den ganzen Tag fröhlich und brauchen nur ab und zu was Süßes für die gute Laune. Natürlich light wie all unsere Desserts.

Mutter Natur kann's besser Es muss nicht immer raffinierter Zucker sein, in der natürlichen Slim-Küche stehen Ahornsirup, Apfel- oder Birnendicksaft, Frutilose (Obstsüße) und die Energiequelle der Bienen – Honig in all seinen göttlichen Geschmackvariationen.

Der Trick mit den tropischen Früchten Essen Sie ruhig auch enzymhaltiges Obst zum Nachtisch. Ananas, Mango, Papaya, Kiwi, Erdbeeren, Aprikosen; sie haben einen höheren GLYX, enthalten aber Enzyme, welche die Eiweißaufnahme unterstützen. Beispielsweise mit Mango-Limetten-Creme auf Seite 152.

Vorsicht: süß und fettig! Kombinieren Sie Zucker nicht mit Fett. Das Insulin leitet das Fett direkt auf die Hüften und sperrt es dort ein. Oder bildhafter: Das Tiramisu können Sie sich gleich auf die Hüften kleben. Gute Alternativen finden Sie auf den nächsten Seiten, probieren Sie z. B. das Erdbeer-Kiwi-Carpaccio auf Seite 148 oder die Apfelgrütze mit Korinthen auf Seite 156.

Somatische Intelligenz Ein Kind weiß instinktiv, wann es genug hat. Das ist somatische, körperliche Intelligenz. Man weckt sie durchs Laufen. Läufer dürfen ihren Gelüsten ruhig nachgeben – ihr Körper sagt ihnen, was und wie viel er wirklich braucht. Beispielsweise von herrlichen Nektarinen mit Mandelschaum auf Seite 149 bis zur pochierten Birne mit Preiselbeeren auf Seite 158.

Macht Schokolade glücklich? Ja. Die mit mindestens 70 Prozent Kakaoanteil schon. Der Grund: mehr Kakao, weniger Zucker. Die Blutzuckerachterbahn bleibt aus, gleichzeitig lockt Theobromin aus der Kakaobohne den Gute-Laune-Stoff Serotonin.

Gewürze Jedes Gewürz birgt sein kleines Geheimnis: Vanille lockt die Lust, Zimt heizt dem Stoffwechsel ein und vertreibt die Lust auf Süßes. Alle Gewürze sprechen Ihre Seele an, sie lassen Sie abheben, fliegen, träumen. Experimentieren Sie. Warum nicht mit Vanilleeis auf Seite 154?

Naschen Sie Aspirinobst Einige Obstsorten enthalten Salizylate – chemische Verwandte der Azetylsalizylsäure (ASS). Amerikanische Mediziner haben herausgefunden, dass der Wirkstoff des Aspirins das Alzheimerrisiko fast halbieren kann. Enthalten in roten Johannisbeeren und Erdbeeren.

Greifen Sie nicht zu Fertigdesserts Künstliche Zusatzstoffe, die die Industrie in ihren Lebensmittelmüll reintut, um ihn appetitlich aussehen zu lassen, sollten Sie ganz einfach nicht an Ihren Körper lassen: giftig-grüne Wackelpuddings, himbeerrote Jogurts ohne Himbeeren. Einfach einen Blick aufs Etikett werfen und alles mit E-Nummern meiden. Gilt übrigens für alle Fertiggerichte.

Betthupferl Ein leichtes Dessert mit Früchten und Eiweiß können Sie ruhig auch abends genießen. Beispielsweise Feigen mit Honigjogurt. Denn Kohlenhydrate locken jede Menge Serotonin. Den Botenstoff, der entspannt, Stress abbaut, Ruhe einkehren lässt – und später auch das Sandmännchen einlädt.

Feigen mit Honigjogurt

Oriental Dream

1 Die Pistazien- und Pinienkerne in einer trockenen Pfanne goldbraun rösten, abkühlen lassen, dann grob hacken.
2 Den Sojajogurt mit dem ausgekratzten Mark der Vanilleschote und dem Honig verrühren.
3 Die Feigen vorsichtig waschen, trockentupfen und in Spalten schneiden. In einer flachen Dessertschale anrichten und mit dem Zitronensaft beträufeln. Die Jogurtsauce darüber ziehen. Mit den gerösteten Kernen bestreuen.

Variante: Statt der Feigen eine Orange wie einen Apfel schälen und die Filets zwischen den Trennwänden herausschneiden, den abtropfenden Orangensaft dabei auffangen. Die Orangenfilets dekorativ anrichten. 2 Teelöffel Orangensaft und 1 Teelöffel Orangenblütenhonig mit 100 Gramm fettarmem Naturjogurt (1,5 Prozent Fett) verrühren, über die Orangenfilets ziehen. Mit Zimt bestäuben. Zwei Walnusskerne grob hacken, rösten und aufstreuen.

Zutaten
für 1 Portion

Je 1 TL Pistazien- und Pinienkerne
100 g Natursojajogurt (2,9 % Fett)
1/2 Vanilleschote
1 TL Akazienhonig
2 frische Feigen
2 TL Zitronensaft

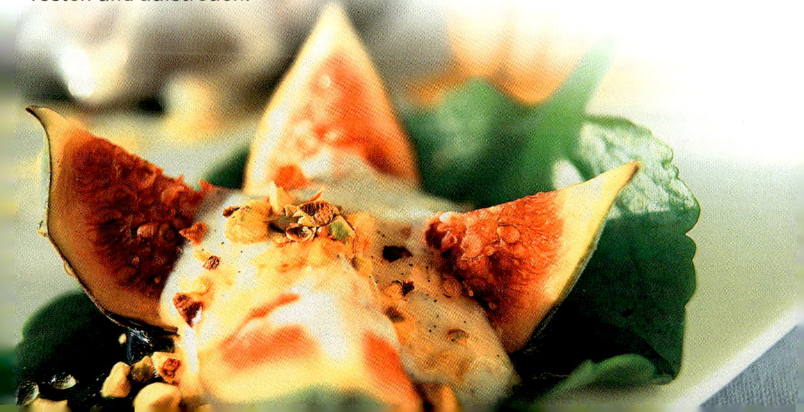

Erdbeer-Kiwi-Carpaccio

Vitamin-C-Schub

Zutaten

für 1 Portion

1 Kiwi
4 große Erdbeeren
1/2 Limette
1 TL Ahornsirup
1/4 TL gemahlener Ingwer
1 EL Crème légère
(15 % Fett)
1 TL gehackte Pistazien
1 Zweig Zitronenmelisse

1. Die Kiwi schälen und in dünne Scheiben schneiden. Die Erdbeeren waschen, trockentupfen, von den grünen Kelchblättern befreien und längs in feine Scheiben schneiden.
2. Die Kiwi- und Erdbeerscheiben abwechselnd überlappend auf einem Dessertteller anrichten.
3. Den Saft der Limette auspressen, mit dem Ahornsirup und dem Ingwer verrühren. Die Marinade über die Früchte träufeln. Die Crème légère als Klecks darauf geben, mit den Pistazien bestreuen. Die Zitronenmelisseblätter abzupfen und obendrauf streuen.

Variante: Im Winterhalbjahr statt der Erdbeeren eine Mandarine nehmen, schälen, je nach Größe halbieren oder vierteln und in dünne Scheiben schneiden.

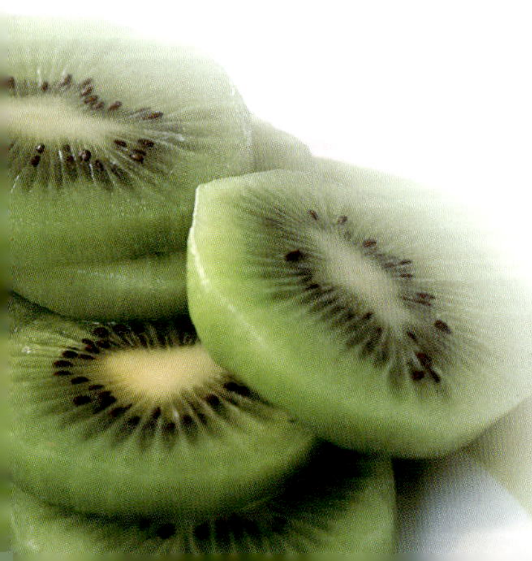

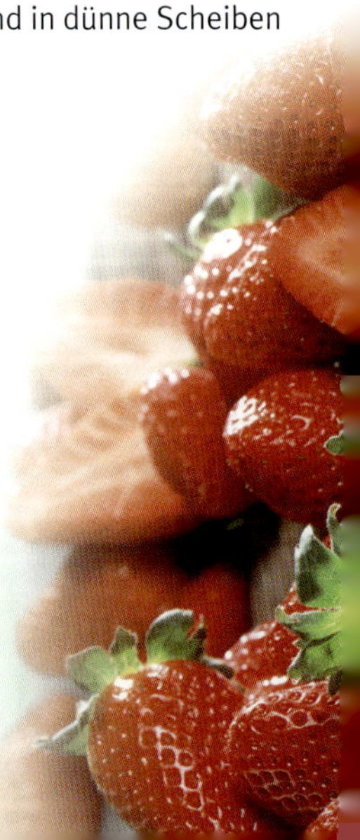

Nektarinen mit Mandelschaum

Traum für Leckermäuler

1 Die Mandeln in einer trockenen Pfanne goldbraun rösten, vom Herd nehmen und abkühlen lassen.

2 Die Nektarine waschen, halbieren und entsteinen. Die Hälften in dünne Spalten schneiden und dann auf einem Dessertteller fächerartig ausbreiten.

3 Für den Mandelschaum das Eigelb mit Mandelmus, Fruchtzucker, Wein und Zitronensaft in einer runden Schlagschüssel verrühren. Diese in ein heißes, aber nicht kochendes Wasserbad setzen und die Eigelbmasse mit dem Schneebesen etwa 5 Minuten schlagen und erhitzen, bis sie luftig und schaumig wird.

4 Den Mandelschaum sofort über den Nektarinen verteilen, mit den Mandelblättchen bestreuen. Gleich servieren.

Variante: Sie bekommen keine frischen Nektarinen? Dann halten Sie doch nach Feigen, Pfirsichen oder saftigen Pflaumen Ausschau!

Zutaten

für 1 Portion

- 1 TL gehobelte Mandeln
- 1 reife Nektarine (etwa 130 g)
- 1 Eigelb von einem kleinen Ei
- 1 TL Mandelmus (aus dem Reformhaus)
- 1 TL Fruchtzucker
- 2 EL trockener Weißwein
- 1 TL Zitronensaft

Zitronenricotta mit Himbeeren

Bella-Italia-Feeling

Zutaten

für 1 Portion

2 EL Ricotta
2 EL Magerquark
1/2 unbehandelte Zitrone
1 TL Akazienhonig
Etwas abgeriebene Schale von einer unbehandelten Orange
1 TL Rosinen
100 g Himbeeren
1 TL Vollrohrzucker
1 TL gehackte Mandeln

1 Den Ricotta und den Quark mit 1 Teelöffel Zitronensaft und dem Honig glatt rühren. Mit etwas fein abgeriebener Zitronen- und Orangenschale aromatisieren. Die Rosinen untermischen, die Ricottacreme etwa 30 Minuten kalt stellen.

2 Die Himbeeren nur wenn nötig waschen, verlesen und mit dem Zucker und 1 Teelöffel Zitronensaft beträufeln.

3 Die Mandeln in einer Pfanne ohne Fett goldbraun rösten.

4 Die Ricottacreme in eine Schale geben. Die marinierten Himbeeren darauf anrichten, mit den Mandeln bestreuen.

Variante: Statt mit gerösteten Mandeln die Ricottacreme mit gehackter Bitterschokolade (mindestens 70 Prozent Kakaoanteil) bestreuen.

Kakaocreme mit Aprikosen

Wohltuender Abschluss

Zutaten
für 1 Portion

1 Blatt weiße Gelatine
100 g fettarmer Naturjogurt (1,5 % Fett)
1 EL Crème légère (15 % Fett)
2 TL Fruchtzucker
1 TL Kakaopulver
2–3 Aprikosen (etwa 100 g)
$^1/_2$ Vanilleschote

1. Die Gelatine in kaltem Wasser etwa 5 Minuten einweichen. Den Jogurt mit der Crème légère, 1 Teelöffel Fruchtzucker und dem Kakao gründlich verrühren.
2. Die Gelatine tropfnass in einen kleinen Topf geben und bei schwacher Hitze auflösen, unter die Kakaocreme mischen. In eine Dessertschale geben und 1 Stunde kalt stellen.
3. Inzwischen die Aprikosen gut waschen, abreiben, halbieren, entsteinen und in Spalten schneiden. Das Mark aus der Vanilleschote kratzen und mit dem übrigen Zucker und 2 Esslöffel Wasser verquirlen. Die Aprikosenspalten in der Vanillemarinade wenden und marinieren, bis die Kakaocreme fest ist.
4. Vor dem Servieren die Aprikosenspalten auf der Kakaocreme dekorativ anrichten.

Tipp: Das Dessert gleich für eine größere Gästerunde zubereiten – der Aufwand bleibt gleich.

Mango-Limetten-Creme

Exotenpower für die Zellen

Zutaten

für 1 Portion

1 Stück Mango
(etwa 150 g)
1/2 Limette
1 TL Fruchtzucker
100 g Quarkcreme
(0,2 % Fett)
2 EL Sahne
1 1/2 Blatt weiße Gelatine

1 Die Mango dünn schälen, etwa ein Drittel des Fruchtfleisches in dünne Spalten schneiden und beiseite legen. Das übrige Mangofleisch grob zerschneiden.

2 Die Limette heiß waschen, einige Schalenstreifen abziehen und zum Garnieren beiseite legen. Die übrige Schale abreiben, 1 Esslöffel Limettensaft auspressen. Limettenschale und -saft mit dem Mangofleisch und dem Zucker im Mixer pürieren. Die Quarkcreme und die Sahne untermischen.

3 Die Gelatine in kaltem Wasser etwa 5 Minuten einweichen. Tropfnass in einen kleinen Topf geben und unter Rühren auflösen, dann unter den Mangoquark rühren und etwa 1 Stunde kühlen.

4 Mit einem angefeuchteten Teelöffel Nocken abstechen und auf einem Dessertteller anrichten. Mit den Mangospalten und der Limettenschale garnieren.

Variante: Schmeckt auch prima mit Papaya statt Mango.

Nussiger Traubensalat

Polstert die Nerven

1 Die Trauben waschen, trockentupfen und von den Stielen zupfen. Größere Trauben halbieren und eventuell entkernen. In einer kleinen Schale vorsichtig mischen und mit dem Zitronensaft beträufeln.

2 Die Quarkcreme mit dem Haselnussmus, dem Apfel- oder Birnendicksaft und Zimt cremig verrühren. Die Trauben damit teilweise überziehen und mit den Nüssen bestreuen.

Variante: Den cremigen Quark können Sie durch Jogurt oder Dickmilch ersetzen.

Zutaten

für 1 Portion

Je 60 g blaue und grüne Weintrauben
1 EL Zitronensaft
100 g Quarkcreme (0,2 % Fett)
1/2 TL Haselnussmus (aus dem Reformhaus)
1 TL Apfel- oder Birnendicksaft
1 Prise Zimt
1 TL gehackte Haselnüsse

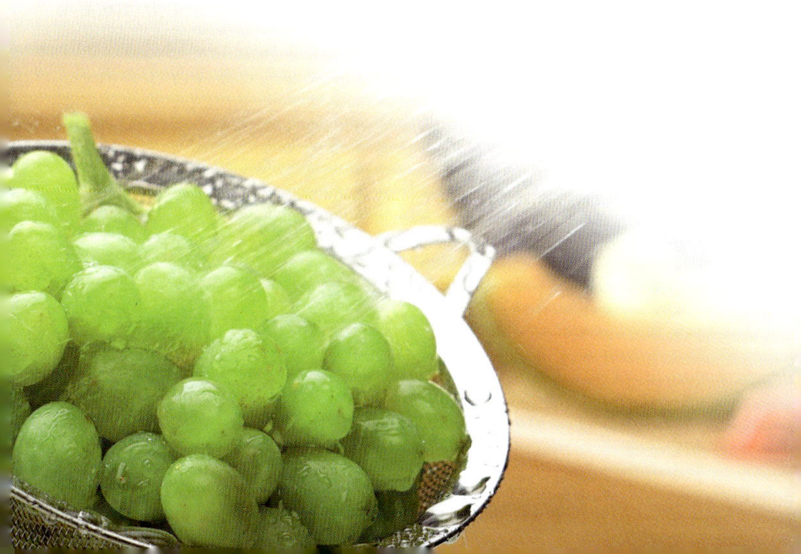

Vanilleeis

Antihitzewelle-Elixier

Zutaten

für 4 Portionen

1 Vanilleschote
300 ml fettarme Milch (1,5 % Fett)
4 EL Eiweißpulver mit Vanillegeschmack (30 g)
1 EL Vollrohrzucker

1 Die Vanilleschote aufschlitzen, das Mark herauskratzen. Beides mit 150 Milliliter Milch in einen kleinen Topf geben, bis kurz vorm Kochen erhitzen und etwa 5 Minuten ziehen lassen. Vom Herd nehmen, Vanilleschote herausfischen.
2 Die übrige Milch, das Eiweißpulver und den Zucker kräftig unterrühren. Den Eisansatz in eine kleine Schale füllen, mit Folie abdecken und 3 bis 4 Stunden im Gefrierfach gefrieren lassen. Das Eis alle 30 Minuten mit dem Schneebesen durchrühren. Oder am besten in einer Eismaschine geschmeidig gefrieren.

Kühle Varianten: Zusätzlich 1 Esslöffel fein gehackte Pistazien oder gemahlenen Mohn untermischen oder 1 Esslöffel geriebene dunkle Schokolade (mindestens 70 Prozent Kakaoanteil). Oder den Eisansatz mit 1/2 Teelöffel gemahlenem Zimt abschmecken. Auch fein: 1 Esslöffel winzig klein gewürfelte getrocknete Aprikosen oder Backpflaumen.

Erdbeer-Jogurt-Eis

Vitalität schlecken

1▸ Die Erdbeeren waschen, verlesen und putzen. 50 Gramm beiseite legen, die übrigen Beeren grob zerteilen und pürieren.

2▸ Das Erdbeerpüree mit dem Jogurt und 1 Esslöffel Honig glatt rühren. Die Masse in eine gefrierbeständige Schüssel umfüllen, zugedeckt in das Tiefkühlgerät stellen und etwa 30 Minuten gefrieren lassen.

3▸ Inzwischen das Eiweiß zu steifem Schnee schlagen, dabei zum Schluss den Fruchtzucker einrieseln lassen.

4▸ Das Erdbeereis mit einem Schneebesen durchrühren und den Eischnee locker unterheben. Die Schüssel abdecken, das Eis in die Tiefkühltruhe stellen und in 3 bis 4 Stunden gefrieren lassen. Oder in einer Eismaschine fest werden lassen.

5▸ Zum Servieren die restlichen Erdbeeren vorsichtig waschen oder abreiben, die Früchte halbieren oder vierteln. Den Zitronensaft und den übrigen Honig verrühren, über die Erdbeeren träufeln. Vom Erdbeereis mit einem (Eis-)Löffel Nocken abstechen und zusammen mit den Erdbeeren anrichten.

Kühle Varianten: Das Eis mit anderen Beeren, wie Heidelbeeren, Johannisbeeren, Himbeeren oder Brombeeren, zubereiten. Für eine frische Note: zusätzlich 1 Esslöffel frisch gehackte Minze- oder Zitronenmelisseblätter untermischen.

Zutaten

für 4 Portionen

250 g Erdbeeren
250 g fettarmer Naturjogurt (1,5 % Fett)
1 EL + 1 TL flüssiger Akazienhonig
1 Eiweiß
1 EL Fruchtzucker
1 EL Zitronensaft

Apfelgrütze mit Korinthen

Zutaten

für 1 Portion

1 säuerlicher Apfel (z. B. Boskoop, etwa 150 g)
1 EL Zitronensaft
1 TL Korinthen
6 EL ungesüßter Apfelsaft
1 TL Fruchtzucker
$^1/_2$ TL pflanzliches Bindemittel (z. B. Biobin aus dem Reformhaus)
1 EL eiskalte saure Sahne (10 % Fett)

1 Den Apfel schälen, achteln, entkernen und in kleine Stücke schneiden. In einen kleinen Topf geben, sofort mit dem Zitronensaft beträufeln. Die Korinthen und den Apfelsaft hinzufügen, aufkochen und etwa 2 Minuten köcheln lassen. Den Fruchtzucker und das Bindemittel einrühren und einmal aufwallen lassen.

2 Die Apfelgrütze in eine kalt ausgespülte Schale füllen und abkühlen lassen. Vor dem Servieren noch einen Klecks saure Sahne darauf anrichten.

Tipp: Am besten gleich eine größere Menge zubereiten und im Kühlschrank aufbewahren. Dort hält sich die Grütze etwa 3 bis 4 Tage.

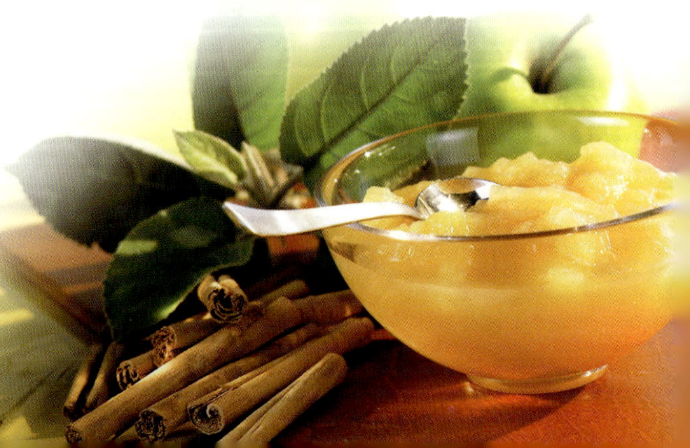

Kompott aus Trockenfrüchten

Sorgt für gute Stimmung

1. Den Tee mit 1/8 Liter kochendem Wasser übergießen und etwa 20 Minuten ziehen lassen, dann durch ein Sieb gießen.
2. Die Trockenfrüchte grob zerschneiden und mit den Rosinen in einen breiten Topf geben. Mit dem Tee begießen. Von der Zitrone und der Orange etwas Schale abreiben. Mit je 1 Esslöffel ausgepresstem Zitronen- und Orangensaft, Honig, Nelke und der Zimtstange hinzufügen. Aufkochen und zugedeckt bei schwacher Hitze etwa 10 Minuten köcheln lassen.
3. In der Zwischenzeit die Sonnenblumenkerne in einer trockenen Pfanne goldbraun rösten.
4. Nelke und Zimtstange entfernen, das Kompott in eine Kompottschale geben und abkühlen lassen. Die Sonnenblumenkerne aufstreuen, den Jogurt dazu servieren.

Scharfer Tipp: Zusätzlich noch 1 Teelöffel schwarze Pfefferkörner im Kompott mitköcheln.

Zutaten

für 1 Portion

1 TL Malven- oder Hibiskustee
80 g gemischte Trockenfrüchte (z. B. Pflaumen, Aprikosen, Birnen, Äpfel, Pfirsiche, Feigen)
2 TL Rosinen
1/2 unbehandelte Zitrone
1/2 unbehandelte Orange
1 TL flüssiger Honig
1 Gewürznelke
1/4 Zimtstange
2 TL Sonnenblumenkerne
100 g fettarmer Naturjogurt (1,5 % Fett)

Pochierte Birne mit Preiselbeeren

Zutaten

für 1 Portion

1 kleine Birne (etwa 150 g)
1 TL Fruchtzucker
1 Gewürznelke
1 Stück Zitronenschale (unbehandelt)
2 EL fettreduzierter körniger Frischkäse
1 TL Wildpreiselbeeren (mit Apfeldicksaft, aus dem Reformhaus)
1 Zweiglein Zitronenmelisse

1 Die Birne längs halbieren, schälen und das Kerngehäuse entfernen. 1/8 Liter Wasser mit dem Zucker, der Gewürznelke und der Zitronenschale aufkochen. Die Birnenhälften darin bei schwacher Hitze zugedeckt 5 bis 7 Minuten dünsten.

2 Inzwischen den Hüttenkäse mit den Preiselbeeren vermischen. Die Birnen aus dem Sud heben, mit der gewölbten Seite nach unten auf einem Dessertteller anrichten und die Frischkäsemischung in die Vertiefung füllen. Mit Zitronenmelisse garnieren.

Tipp: Die gefüllte Birne ist auch als Snack fürs Büro geeignet. Dazu die Birne im Sud abkühlen lassen und in einem Kunststoffgefäß mit an den Arbeitsplatz nehmen. Den Preiselbeer-Frischkäse extra verpacken.

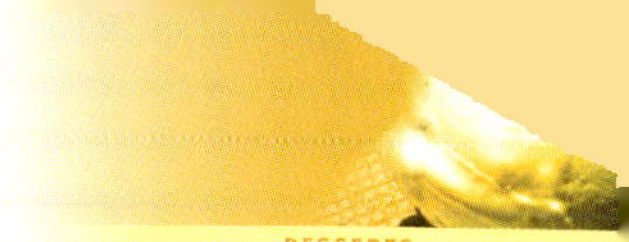

Gebratene Orangen-Banane

Süße Versuchung

1▸ Den Backofen auf 180 °C vorheizen. Eine kleine Gratinform mit Butter einfetten. Die Banane schälen, schräg in knapp 1 Zentimeter dicke Scheiben schneiden und dekorativ in die Form schichten. Sofort mit dem Limettensaft beträufeln. Den Orangensaft angießen.

2▸ Den Zucker darüber verteilen, mit dem Zimt bestäuben. Die Butter in Flöckchen obendrauf setzen.

3▸ Die Bananenscheiben im heißen Ofen (Mitte, Umluft 160 °C) etwa 15 Minuten backen. Nach etwa 5 Minuten die Kokosraspel darüber streuen und fertig backen.

Tipp: Nehmen Sie eine feste, fast grüne Banane – sie hat einen niedrigen GLYX-Wert und übersteht die Ofenhitze gut.

Zutaten

für 1 Portion

Butter zum Einfetten
1 kleine feste Banane (etwa 150 g)
1 EL Limettensaft
3 EL frisch gepresster Orangensaft
1 TL Vollrohrzucker
1/4 TL Zimt
1 TL Butter
1 TL Kokosraspel

Bildnachweis

Buch-Werkstatt GmbH (MEV)**:** 16, 18, 26, 50(2);
Manduzio Matteo: 72, 75;
Plewinski Antje, München: 6u., 8, 7, 10, 13, 19, 21, 29, 32, 35, 41, 43, 45, 52, 55, 61, 68, 71, 76, 78, 84, 88, 91, 106, 108, 111, 112, 124, 126, 129, 136, 144, 147;
Stockfood, München: 4(2), 5(2), 60., 7, 14, 17, 25, 36, 39, 56, 62, 66, 79, 85, 104, 114, 148(2), 153, 156;
Urban: 81.

Über den Autor

Dr. med. Ulrich Strunz, Jahrgang 1943, praktizierender Internist, Gastroenterologe und Bestsellerautor, entwickelte das Forever-young-Erfolgsprogramm für körperliche und geistige Höchstleistungen. Er begeistert in Seminaren, Vorträgen und TV-Auftritten Jahr für Jahr Zehntausende von Menschen und führt sie in ein neues, gesundes und schlankes Leben. In seiner Altersklasse gehört er zur Weltspitze der Ultra-Triathleten.

Danksagung

Der Autor bedankt sich ganz herzlich bei Marion Grillparzer für ihre unermüdliche Hilfe beim Verfassen dieses Buches und bei Martina Kittler für die Erstellung der wunderbaren Rezepte.